Max Daunderer
Gifte im Alltag

Max Daunderer

Gifte im Alltag

Wo sie vorkommen
Wie sie krank machen
Wie man sich vor ihnen schützt

Der umfassende Ratgeber

Verlag C.H. Beck München

Meiner Tochter Christine,
der Ökospezialistin

Die Deutsche Bibliothek – CIP-Einheitsaufnahme

Daunderer, Max:
Gifte im Alltag: wo sie vorkommen; wie sie krank machen; wie man sich vor ihnen schützt; der umfassende Ratgeber / Max Daunderer. – München: Beck, 1995
ISBN 3 406 39186 9

ISBN 3 406 39186 9

Umschlaggestaltung: Fritz Lüdtke, München

Satz: Fotosatz Otto Gutfreund, Darmstadt
Druck und Bindung: Parzeller, Fulda
Gedruckt auf alterungsbeständigem (säurefreiem), aus chlorfrei gebleichtem Zellstoff hergestelltem Papier
Printed in Germany

Inhalt

2. ABC der Alltagsgifte

3. Krank durch Alltagsgifte

Anhang

Vorwort

Unser Land ist die Wiege der chemischen Industrie. Menschliches Leben ist hier ohne Gifte nicht denkbar. Tausende von Giften sind ganz selbstverständlicher Bestandteil des Alltags.

Deutsche meinen häufig, besonders viel Gift zu vertragen. Wenn es um die Giftmenge geht, wird immer Paracelsus zitiert. Zu Lebzeiten hatte man ihn allerdings wie einen Verbrecher mit Haftbefehl gesucht. Heute, 600 Jahre danach, wird sein Wort «Dosis» – «Die Dosis macht die Giftwirkung» – zur einfachen Konzentration verharmlost, obwohl Paracelsus damals alle Wirkkomponenten einbezog: Einwirkzeit, Vorschäden, Begleitschäden und Menge. Jeder weiß, daß für die Giftwirkung die Einwirkzeit und die durch sie bedingten Schädigungsfaktoren mit der Dosis zu vervielfältigen sind. Die Gifte, die im Körper gespeichert werden und ständig – Tag und Nacht – ihre Wirkung entfalten, sind daher besonders ernst zu nehmen. Keiner hält eine einzige Zigarette für giftig. Doch sie kann für einen Säugling, der sie verschluckt, tödlich sein oder bei einem kranken chronischen Raucher einen Herzanfall oder einen Schlaganfall auslösen.

Die Väter der Arbeitsmedizin in Deutschland sahen sich als Anwälte der chemischen Industrie und meinten, Gesetze aufstellen zu müssen, wie stark ein Arbeiter ohne Widerspruch und ohne Hilfen Einzelgiften ausgesetzt werden dürfe. Heute übertragen sie diese Gesetze auf Alltagsgifte wie Amalgam oder Formaldehyd, denen Familienangehörige ausgesetzt sind.

Bis heute lernt kein Medizinstudent, was Gifte über lange Zeit, also chronisch, im Körper verursachen. Vergiftete gelten als psychisch krank oder arbeitsfaul. Krankenkassen legen sich mit den Vergiftern nicht an und zahlen lieber die Folgekosten, um nicht für das Vermeiden von Vergiftungen und für die Rückerstattung der Folgekosten kämpfen zu müssen.

Da in Deutschland besonders viele verschiedene Gifte zur gleichen Zeit auf alle Menschen einwirken, gelten die daraus resultierenden Giftwirkungen – allgemeine Nervosität, Hektik, Depression, Gefäßkrankheiten, Unfruchtbarkeit u.a. – als typische Eigenschaften der Nation. Sie scheint gerne unter vielen Krankheiten zugleich zu leiden und verweist stolz auf ihr Gesundheitswesen, das teuerste der Welt. Obwohl allgemein bekannt ist, daß Krankheiten zu vermeiden nur einen Bruchteil ihrer Behandlung kostet.

Alltagsgifte zu vermeiden, fordert umfangreiches Wissen und regt die Industrie zur Herstellung von neuen, «intelligenten» Produkten an, bei der mehr Arbeitsplätze gebraucht werden als bei der von billigen Giftprodukten.

Wer viel über Umweltgifte weiß, geht ihnen ganz selbstverständlich aus dem Weg. Nur Wissen und Vorbeugen führt zu bester Gesundheit.

München, im Januar 1995 *Max Daunderer*

Zur Benutzung des Handbuchs

Wer chronische Schädigungen seiner Gesundheit und seines Wohlbefindens durch Alltagsgifte – Metalle aus Zahnfüllungen, Wohngifte, Atemgifte der Außenluft, Pestizide in Textilien und Nahrungsmitteln usw. – vermeiden will, muß über die wichtigsten Alltagsgifte Bescheid wissen.

Gesetze und Verordnungen schützen oft nur unzureichend vor diesen Giften. In manchen Fällen verhindern mächtige Interessengruppen, selbst wider besseres Wissen, die notwendigen Maßnahmen zum Gesundheitsschutz, wobei sie sich immer wieder auch des völligen Einverständnisses einer Mehrheit in der Bevölkerung sicher sein können, einer Mehrheit, die die Gefahren durch Alltagsgifte am liebsten verdrängt. Dagegen hilft nur Aufklärung.

Alltagsgifte wirken schleichend, das macht sie so tückisch. Die Folgen akuter Vergiftungen zeigen sich rasch, und meist in dramatischer Weise. Die Wirkungen einer chronischen Vergiftung etwa durch Einatmen von Lösemitteldämpfen in sehr geringen Konzentrationen oder durch Aufnahme von Quecksilber aus Amalgamfüllungen der Zähne bemerkt zu Anfang der Vergiftete nicht einmal selbst. Das macht das Verdrängen der Gefahren so leicht.

Im ersten Kapitel «Basiswissen Alltagsgifte» wird beschrieben, auf welche Weise die häufigsten Alltagsgifte chronische Leiden verursachen, welche Bedeutung gesetzliche Grenzwerte gerade eben *nicht* haben, wie die Vergiftungsursachen erkannt und möglicherweise sogar behoben werden können.

Das zweite Kapitel, das «ABC der Alltagsgifte», enthält die Beschreibungen der verschiedenen Schadstoffe und Schadstoffgruppen nach Beschaffenheit, Verwendung in Materialien und Produkten, zeigt die Auswirkungen auf die Gesundheit und gibt Hinweise, wie Alltagsgifte als Krankheitsursachen ermittelt und, soweit das möglich ist, auch aus dem Körper entfernt werden können. Dazu kommen die Beschreibungen der Alltagsgifte, die immer nur als komplexes Gemisch vieler Schadstoffe und Schadstoffgruppen auftreten, wie Autoabgase oder Lösemittel. Hier beziehen sich die Angaben zu speziellen Schadwirkungen auch auf einzelne Komponenten.

Die jeweils im Abschnitt «Wirkung» zusammengestellten Krankheitssymptome sind insgesamt charakteristisch für das betreffende Alltagsgift. Da aber verschiedene Alltagsgifte dieselben Organe schädigen können, rufen sie auch dieselben charakteristischen Krankheitssymptome hervor. Wo das der Fall ist, wird die Symptomliste nicht wiederholt, sondern auf das entsprechende Stichwort verwiesen.

Die Symptomlisten bieten Anhaltspunkte, welche Stoffe oder Stoffgruppen wahrscheinlich eine chronische Vergiftung verursacht und damit die Leiden hervorgerufen haben. Da chronische Vergiftungen und Gesundheitsschäden meist nicht nur auf ein einziges Alltagsgift zurückzuführen sind, sondern durch eine kombinierte Wirkung mehrerer Schadstoffe entstehen, ist es wichtig zu überprüfen, welche Gifte im persönlichen Wohnbereich oder am Arbeitsplatz vorhanden sind. Lassen sich die Krankheitssymptome durch das Vorhandensein dieser Gifte erklären, so sind sie nach aller Wahrscheinlichkeit auch die Krankheitsursache.

Für die einzelnen Chemikalien unter den Alltagsgiften werden immer die gebräuchlichsten Bezeichnungen benutzt. In jedem Fall werden aber auch die nach international gültigen Regeln gebildeten «systematischen» Namen angegeben, gewöhnlich in einer modifizierten Form, wie sie in amtlichen Texten, etwa der Gefahrstoffverordnung oder der MAK-Werte-Liste, üblich ist. Wo die Hersteller zur genauen Angabe der verarbeiteten Stoffe verpflichtet sind, hilft die Nennung der fachsprachlichen Bezeichnungen für chemische Substanzen zu verstehen, welches Gift sich hinter den für Laien meist unverständlichen Namen verbirgt.

Das Kapitel schließt mit einer Übersichtstabelle der Giftquellen im gewöhnlichen Alltag.

Im dritten Kapitel «Krank durch Alltagsgifte» sind die Krankheitssymptome einer chronischen Vergiftung mit den aller Wahrscheinlichkeit nach verursachenden Schadstoffen tabellarisch zusammengestellt. Das erlaubt bei Gesundheitsbeschwerden eine rasche Orientierung, ob sie durch Alltagsgifte verursacht sein können und welche Gifte dafür in Frage kommen. Dabei sollte stets bewußt sein, daß chronische Vergiftungen sich fast immer in mehreren Krankheitssymptomen äußern, die gleichzeitig oder auch nacheinander auftreten – ebenso wie meist mehrere Schadstoffe für eine chronische Vergiftung verantwortlich sind.

Bei der Vielzahl der Substanzen und Stoffgruppen, die als Alltagsgifte eine Rolle spielen, hätte es den Rahmen des Handbuchs gesprengt, alle einzeln unter ihrem Stichwort aufzuführen. Hier ist das Register von nicht zu unterschätzendem Wert. Es verweist auf jene Stellen in den Kapiteln 1 und 2, an denen von dem jeweils gesuchten Stoff die Rede ist, sowie auf Produkte oder Produktgruppen, in denen Alltagsgifte vorkommen. Es enthält aber auch die in diesen Kapiteln beschriebenen Krankheitssymptome, so daß rasch zu finden ist, mit welchen Alltagsgiften ein Zusammenhang bestehen kann.

1. Basiswissen Alltagsgifte

Die große Unübersichtlichkeit

Ende 1993 war einer kleinen Notiz in vielen wissenschaftlichen und populären Zeitschriften zu entnehmen, daß eine japanische Forschergruppe die 12millionste chemische Verbindung synthetisiert habe, das trans-Dihydro-3,5-bis-((((4-Methoxyphenyl)methyl)thio)methyl)-2(3H)-Furanon. Eine praktische Verwendung dafür gebe es bislang noch nicht. Bis 1954 waren nach Angaben des *Chemical Abstract Service* ca. 600 000 Verbindungen synthetisiert und dokumentiert. So viele kamen allein 1992 neu hinzu.

Was die Auswirkungen auf Gesundheit und Umwelt betrifft, so ist bei fast allen jener 12 Millionen Substanzen so gut wie nichts bekannt. Nur ca. 1500 Substanzen werden in der MAK-Liste für Gefährliche Arbeitsstoffe aufgeführt.

Seit Inkrafttreten des Chemikaliengesetzes 1982 müssen hierzulande neue Substanzen wenigstens ansatzweise auf mögliche Schadwirkungen für Gesundheit und Umwelt untersucht werden, wenn es sich dabei um größere Mengen handelt und wenn die Substanzen nicht für Forschungszwecke bestimmt sind. Für Chemikalien aus der Zeit vor 1982 gilt das Chemikaliengesetz nicht. Für diese «Altstoffe», mehr als 100 000 Substanzen, davon ca. 6000 in nennenswertem Umfang produziert und verwendet, gibt das «Beratergremium für umweltrelevante Altstoffe der *Gesellschaft Deutscher Chemiker*» Prioritätenlisten heraus, nach denen sie auf ihre Umwelt- und Gesundheitsschädlichkeit untersucht werden sollen.

- Gruppe I enthält Stoffe, bei denen Verdacht auf Schädlichkeit besteht; sie werden vordringlich und in ausführlichen Stoffberichten betrachtet und bewertet.
- Gruppe II enthält Stoffe, deren Gefährlichkeit noch nicht eingeschätzt werden kann.
- Gruppe III enthält Stoffe, deren Gefährdungspotential gering erscheint.
- Gruppe IV enthält Stoffe, die nur am Arbeitsplatz vorkommen. Sie werden der Berufsgenossenschaft der Chemischen Industrie zur weiteren Prüfung übergeben.

Bei der großen Anzahl von Substanzen ist es unbedingt erforderlich, Prioritäten zu setzen. Es bleibt aber die große Unsicherheit, daß sich etwa unter den in die Gruppen II oder III eingeordneten Substanzen besonders tückische Schadstoffe befinden könnten. Die Erfahrungen der Vergangenheit machen eher skeptisch. Zu häufig ist es vorgekommen, daß Fachleute – und gerade aus den Bereichen Chemie und Gesundheit – zur Verharmlosung neigen, wenn es um potentiell gefährliche Stoffe geht.

Da einigermaßen zuverlässige Untersuchungen immer lange Zeit erfordern, epidemiologische oft sogar Jahrzehnte – und das auch nur, wenn während dieser ganzen Zeit auswertbares Material gesammelt wurde –, kann die Unsicherheit über die langfristigen Wirkungen der Altstoffe noch lange anhalten, von den langfristigen Wirkungen der neuen Substanzen ganz zu schweigen.

Alltagsgifte

Es ist keine Frage: Immer mehr Menschen leiden unter schwer zu behandelnden Krankheiten oder Störungen wie Allergien, Immunschwäche oder Beschwerden, die oft gar nicht als Erkrankungen erkannt werden, weil sie der Arzt in keinem medizinischen Lehrbuch findet. Meist werden bei den Betroffenen lediglich «vorübergehende Befindlichkeitsstörungen ohne erklärbaren Grund» oder «psychosomatische Indispositionen» festgestellt. Die Patienten werden vertröstet oder in die Psychiatrie geschickt.

Dabei haben die bislang in der Medizin noch undefinierten Symptome fast immer einen erklärbaren Grund: eine chronische Vergiftung bzw. Dauerschädigung durch Substanzen oder Erscheinungen wie etwa ionisierende Strahlen aus Radon – möglicherweise auch durch elektromagnetische Felder –, die im Alltag unabhängig vom Beruf in Luft, Wasser und Nahrung vorhanden sind.

Es gibt unüberschaubar viele Alltagsgifte. Schon ein Grobtest auf Nahrungsmittelallergien kann 50 bis 60 Substanzen zutage fördern, und die Anzahl der potentiell Allergien verursachenden Stoffe in Kosmetika geht in die Hunderte. Hier werden deshalb solche Alltagsgifte dargestellt,

- die tatsächlich in allen wichtigen Alltagsbereichen und nicht nur an bestimmten Arbeitsplätzen vorkommen,
- die mit wenigen Ausnahmen – z. B. Radon oder Schimmelpilze – «menschengemacht» sind,
- die wegen ihrer Dauereinwirkungen chronische Schäden verursachen können, so besonders die → Zahngifte,
- und deren Gefährdungspotential für alle Menschen groß ist.

Bei den für den Alltag bestimmter Berufsgruppen typischen Schadstoffen handelt es sich oft um völlig andere Substanzen, z. B. um folgende Krebsauslöser:

- Aromatische Amine und Azo-Verbindungen bei Beschäftigten in der chemischen Industrie, besonders in der Farbstoff- und Pharmaherstellung, und bei Friseuren, die Haarfärbemittel mit Azo-Farbstoffen verwenden;

- Buchen- und Eichenholzstaub bei Schreinern, Tischlern, Sägewerksarbeitern;
- Chrom(VI)-Dämpfe bei Schlossern, Schweißern, Goldschmieden, Arbeitern in metallerzeugenden Betrieben;
- Ethylenoxid zur Trockendesinfizierung von Geräten bei Klinik- und Laborpersonal;
- Ionisierende Strahlen beim fliegenden Personal im Luftverkehr und beim Personal in Physik-, Atomtechnik- und Röntgenlabors, bei Bergleuten, besonders im Uranabbau, Anwohnern von atomaren Wiederaufbereitungsanlagen, sehr wahrscheinlich auch Anwohnern von Atomkraftwerken;
- UV-Licht bei Landwirten, Fischern, Dachdeckern, Maurern, Straßenbauern, Bademeistern, Skilehrern.

Auch die Wirkstoffe in den Zehntausenden marktgängiger, rezeptpflichtiger oder freiverkäuflicher Medikamente und Pharmaka, die Genußgifte in Schokolade, Tee und Kaffee, die Drogenwirkstoffe aller Art sind Alltagsgifte. Sie werden hier nicht behandelt, denn ob sie für ursprünglich Gesunde zu Alltagsgiften werden, hängt fast immer von einer persönlichen Entscheidung ab. Ausnahmen sind Tabakrauch und «Alkohol» (Ethanol), die hier als Alltagsgifte erscheinen, weil man immer noch vielerorts, ganz gegen die eigene freie Entscheidung, zum «Passivraucher» werden kann und weil Ethanoldämpfe aus vielen Alltagsprodukten eingeatmet werden können.

Speicherung und chronische Wirkungen der Alltagsgifte

Fast alle Alltagsgifte sind Speichergifte: Sie werden in bestimmten Körperdepots angereichert. Bis es überhaupt zu einer Wirkung kommt, kann es Jahre oder sogar Jahrzehnte dauern. Da die Gifte in den geringen Konzentrationen, die schließlich zur chronischen Vergiftung führen, in der Regel farb- und geruchlos sind, gibt es für die Betroffenen keine sicheren Frühwarnzeichen. Dabei wirken Gifte, die auch über die intakte Haut aufgenommen werden können, besonders heimtückisch.

Giftdepots werden nachts verstärkt gebildet, da während des Schlafs bei allgemein reduziertem Stoffwechsel auch die Hauptentgiftungsorgane, Leber und Nieren, langsamer «arbeiten». Schlafzimmer sollten deshalb möglichst vollständig frei von «Wohngiften» sein.

In den Industrienationen gibt es keinen Menschen, der nicht eine Vielzahl der Alltags- und Umweltgifte im Körper speichert. Niemand weiß, wie neu aufgenommene Gifte zusammen mit den bereits vorhandenen wirken. Je kleiner die jeweils neu aufgenommene Giftmenge und je geringfügiger die Vorschäden durch die bereits gespeicherten Gifte sind, desto länger ist die Latenzzeit bis zum vollen Ausbruch schwerer Krankheiten.

Bei vielen Alltagsgiften beträgt die Latenzzeit 30 Jahre oder mehr. Die ersten Anzeichen, fast immer Befindlichkeitsstörungen wie häufige Müdigkeit oder Konzentrationsschwäche, werden oft weder von dem Betroffenen noch von seinen Mitmenschen ernsthaft registriert.

- **Befindlichkeitsstörungen sind der Beginn jeder chronischen Vergiftung.**

Fettgewebe und das fettähnliche Nervengewebe speichern die meisten Alltagsgifte; Muskelgewebe ist weniger stark betroffen, ebenso Knochengewebe, am wenigsten sind es Haare und Nägel.

Speicherorgane sind vor allem die Ausscheidungsorgane Leber für fettlösliche Gifte und Niere für wasserlösliche Gifte, danach die Bauchspeicheldrüse, die Haut, der Darm, das Knochenmark und, besonders für → Zahngifte, aber auch für verschluckte und eingeatmete Speichergifte, Zähne und Kiefer – langfristig auch das Gehirn. Speichergifte wirken fort, auch wenn sie nicht weiter aufgenommen werden. Jedes Ereignis, das zur Mobilisierung der Speicher führt, kann, je nach Dauer der Speicherung und nach dem Maß der Vorschädigung, mehr oder weniger schwere Vergiftungssymptome hervorrufen.

Zur Mobilisierung der Speicher kann alles führen, was den Stoffwechsel anregt oder beschleunigt: Infekte, allgemeiner Streß, aber auch eine «gute» Tasse Kaffee oder Tee.

Als besonders gefährlich kann sich Fasten ohne strenge ärztliche Aufsicht erweisen. Denn dabei werden mit dem Fettverbrauch auch sämtliche Giftdepots im Fettgewebe mobilisiert, die nun die ohnehin vorgeschädigten Entgiftungsorgane überschwemmen und sich zugleich im Nervengewebe und im Gehirn anreichern.

- **Eine unkontrollierte Gewichtsabnahme ist neben einer erneuten Vergiftung die größte Lebensgefahr für Umweltvergiftete.**

Langfristig führen fast alle chronischen Vergiftungen zu Hirn- und Nervenschäden und zu Schäden des Immunsystems.

Beobachtungen aus der Praxis:

- Der chronisch Vergiftete gilt so lange als psychisch krank, bis Symptome auftreten, die der Arzt kennt.
- Das meiste Geld wird bei chronisch Vergifteten mit Psychotherapie nutzlos verschwendet.

- Vergiftete hören viel lieber Beschwichtigungen als die Wahrheit über die Ursachen ihres Zustands.
- Erfahrungsgemäß warten Vergiftete erst auf schwere Krankheitssymptome, ehe sie handeln. Dabei nehmen sie ernste, manchmal auch unumkehrbare Organschäden in Kauf.
- Hirngifte blockieren die Einsichtsfähigkeit, die Entscheidungsbereitschaft und den Blick für das Wesentliche.
- Der Vergiftete experimentiert lieber mit Belanglosem, als das Übel an der Wurzel zu packen.
- Der Vergiftete redet, statt zu handeln.
- Der Expositionsstopp, das einzige wirklich erfolgreiche Mittel gegen die chronische Vergiftung, wird oft mit allen zur Verfügung stehenden Tricks umgangen.
- Das häufigste Gegenargument ist, Alternativen seien zu teuer oder taugten nichts.

Stirnhirn-, Stammhirn- und Schläfenhirnsyndrom

Eingeatmete Alltagsgifte wirken oft um den Faktor 1000 stärker als geschluckte oder über die Haut aufgenommene, die in der Regel in der Leber – sofern sie noch nicht zu stark geschädigt ist – weitgehend unschädlich gemacht werden. Eingeatmete Gifte dagegen gelangen ohne Umweg über Lunge, Blutkreislauf und Abbau in der Leber über die Riechnerven in das Gehirn. Dort verursachen sie im empfindlichen Stamm- bzw. Stirnhirn eine Reihe von Schäden, die sich in den gleichen Symptomen zeigen, wie sie bei einem in die Medizingeschichte eingegangenen amerikanischen Eisenbahnarbeiter namens Harlow auftraten.

Harlow arbeitete mit vielen anderen im 19. Jahrhundert daran, die Eisenbahnverbindung vom Atlantik zum Pazifik zu bauen. Seine Aufgabe war es, bei notwendigen Sprengarbeiten mit einer Eisenstange die Sandbedeckung der dynamitgefüllten Sprenglöcher festzustampfen. Eines Tages war die Sandbedeckung nur sehr unvollständig vorhanden, das Dynamit explodierte, und dem Arbeiter fuhr die Eisenstange direkt durch das Stirnhirn. Der Mann überlebte trotz stark zerstörter Hirnpartien; weder seine Intelligenz noch sein Sprachvermögen oder seine Bewegungsfähigkeiten waren eingeschränkt. Aber aus dem freundlichen, verantwortungsbewußten und hilfsbereiten Mann war eine ganz andere Person geworden: ein schwer erträglicher Schwätzer, Lügner und rücksichtsloser Egoist, dabei wehleidig, entschlußlos, desinteressiert und fahrig, unfähig, eigene Fehler zu erkennen, geschweige denn aus ihnen zu lernen, immer die Schuld bei anderen sehend – ein ganz «normaler» Soziopath, wie er oft im Alltag begegnet.

Die Züge seines neuen Verhaltens werden heute unter der Bezeichnung «Stirnhirnsyndrom» zusammengefaßt:

- Aggressivität in Worten und Handlung,
- Antriebslosigkeit,
- Distanzlosigkeit,
- Gleichgültigkeit,
- «Haften» an (irrelevanten) Details,
- Handeln ziellos,
- Interesselosigkeit,
- Kindlichkeit,
- Krankheitseinsicht fehlt,
- Lernen aus Fehlern mangelhaft,
- problemlösendes Denken gestört,
- Regelverstöße,
- soziale Umgangsformen mangelhaft,
- Umstellungsfähigkeit gestört,
- Verantwortungslosigkeit,
- Vorausplanen gestört,
- Wurstigkeit.

Hinter den Nasennebenhöhlen verläuft der Hirnstamm, in dem sich alle Nerven treffen. Manche eingeatmeten Gifte sammeln sich dort und dringen in die Hypophyse (Hirnanhangsdrüse) ein. Da sich in ihr alle Körpernerven kreuzen, können nach jedem Einatmen eines Alltagsgifts anfallsweise die typischen Symptome des «Stammhirnsyndroms» auftreten:

- Immunstörungen,
- Hormonstörungen,
- Koordinationsstörungen,
- Schwächezustände der Arme und Beine.

Nach dem Einatmen von Giften, die vor allem das Schläfenhirn angreifen, zeigen sich Verhaltensauffälligkeiten des «Schläfenhirnsyndroms»:

- gesteigerte Aggressivität,
- Geschwätzigkeit,
- übertriebene Beschäftigung mit philosophischen Themen,
- Mißtrauen,
- Phantastereien,
- Querulantentum.

Mehr oder weniger deutliche Ausprägungen dieser Syndrome sind bei fast allen chronisch durch Alltagsgifte Geschädigten zu finden. Am bekanntesten sind sie bei Alkoholikern.

Zentrales und Peripheres Nervensystem

Stirnhirn-, Stammhirn- und Schläfenhirnsyndrome deuten auf Schädigungen des Zentralen Nervensystems (ZNS). Zum ZNS gehört auch das Rückenmark. Schädigungen hier können Multiple Sklerose verursachen, aber auch bestimmte Arten von Muskelschwund und verschiedene Blutkrankheiten im Knochenmark, z. B. Formen der Anämie und der Leukämie oder eine durch das Fehlen einer bestimmten Art der weißen Blutkörperchen (Agranulozyten) hervorgerufene Abwehrschwäche (Agranulozytose).

Beim Peripheren Nervensystem (PNS) handelt es sich um die Bewegungs- und Empfindungsnerven, die vom Rückenmark ausgehen. Typische Symptome einer PNS-Schädigung sind

- Sensibilitätsstörungen der Arme und Beine (Gefühl der Taubheit, Kribbeln, Brennen, Gefühl der Kälte),
- Störungen des Tastsinns,
- viele Seh- und Hörstörungen,
- übermäßiges Schwitzen (Hyperhidrose)
- Krämpfe (sofern es sich nicht um epilepsieartige Anfälle handelt),
- Zittern, das sich bei dem Versuch, es zu unterdrücken, verstärkt («Intentionszittern»).

PNS-Schäden werden häufiger erkannt als ZNS-Schäden; sie können auch, anders als Schäden des ZNS, in vielen Fällen vollständig behoben werden. PNS-Nerven sind regenerationsfähig, ZNS-Nerven nicht.

Minimale Gehirn-Funktionsstörung

Die Minimale Gehirn-Funktionsstörung (*Minimal Brain Disorder* – MBD) ist eine der häufigsten Verhaltensstörungen, die heute in der Kinderheilkunde diagnostiziert werden. Weltweit leiden schätzungsweise 10–12% aller Kinder an unterschiedlich schweren Formen. Jungen sind von diesem Syndrom ungefähr fünfmal häufiger betroffen als Mädchen. Es äußert sich in Hyperaktivität, verminderter Konzentrationsfähigkeit und Gefühlsausbrüchen. Kinder, die an dieser Verhaltensstörung leiden, haben Schwierigkeiten, die Eindrücke ihres Tastsinns angemessen zu verarbeiten, eigene und fremde Bewegungen korrekt wahrzunehmen und ihre Feinmotorik zu steuern. Obwohl sich die Hyperaktivität normalerweise mit dem Eintritt in die Pubertät legt, bleiben die verminderte Konzentrationsfähigkeit sowie die sensorischen und emotionalen Probleme bestehen.

Die Entstehung von MBD ist multifaktoriell. Als Ursachen kommen genetische, neurobiologische, neurotoxische und psychosoziale Faktoren in Frage. Die am besten dokumentierten Ursachen sind Sauerstoffmangel während der Geburt, einige Infektionskrankheiten sowie mütterliche Vergiftungen mit Amalgam, Pestiziden (Holzgiften), Alkohol, Nikotin, Blei und ähnlichen Alltagsgiften.

Krankheitszeichen: akut – chronisch

Bei gesunden Menschen bedarf es zur akuten Vergiftung einer vergleichsweise hohen Giftkonzentration. Die verschiedenen Gifte rufen dabei eine ganze Reihe charakteristischer Krankheitszeichen hervor, die für ein bestimmtes Gift oder doch eine Gruppe von Giften typisch sind. Ein einziges Krankheitszeichen ist nie typisch für nur ein Gift. Die Krankheitszeichen sind in der Regel deutlich ausgeprägt, so daß häufige Vergiftungsursachen meist vom erfahrenen Hausarzt auch dann rasch erkannt werden können, wenn der Vergiftete selbst nicht in der Lage ist, Auskunft zu geben.

Geschädigt sind bei akuten Vergiftungen immer die Aufnahme- und Ausscheidungsorgane.

Chronische Vergiftungen rufen auch andere Symptome hervor als akute; man muß nur an den Alkoholiker denken.

Während der langen Latenzzeit sind bei chronischen Vergiftungen vor allem die Speicherorgane geschädigt. Das können in manchen Fällen auch die Aufnahme- oder Ausscheidungsorgane sein, etwa die Haut bei hautgängigen Alltagsgiften, wie Dioxinen und Furanen, manchen Inhaltsstoffen von Benzinen und Amalgam, oder die Leber und Prostata bei fast allen Alltagsgiften. Es reicht dann ein Bruchteil der Konzentration, die bei Gesunden zur akuten Vergiftung führt, um Organschäden auszulösen: Ein Tausendstel nach drei Jahren, ein Zehntausendstel nach dreißig Jahren.

Da viele Alltagsgifte das gleiche Organ schädigen, muß das auslösende Gift nicht auch Ursache der chronischen Vergiftung sein. Hinzu kommen weitere Faktoren, die die Beurteilung chronischer Schäden zusätzlich erschweren. Wie ein Gift wirkt, hängt außer vom Speicherorgan und der Dauer der Latenzzeit von der bei jedem Menschen abweichenden Art der Giftverarbeitung – den Wirkkomplikationen – ab.

Wirkkomplikationen können sich ergeben aus

- dem Alter: bei Säuglingen und Kleinkindern sind viele Organe, darunter auch die zur Entgiftung, noch nicht voll entwickelt, bei alten Menschen lassen die Organleistungen allgemein nach;
- angeborenen Abbaustörungen, wie angeborenen Fehlfunktionen der betreffenden Organe, angeborenen Enzymmängeln u. a.;

- erworbenen Abbaustörungen, z. B. als Folge exzessiven Fastens oder als Folge von Infektionskrankheiten oder von Organschäden und Enzymmängeln, die von anderen Alltagsgiften verursacht wurden;
- Schädigungen aller Art – mechanische oder durch Infektionen, andere Alltagsgifte, gefährliche Arbeitsstoffe usw. verursachte – der Ausscheidungsorgane Niere, Leber, Lunge, Haut;
- dem Geschlecht: Frauen reagieren sehr viel empfindlicher als Männer.

Außerdem muß immer damit gerechnet werden, daß Alltagsgifte aus bislang unbeachteten Quellen als Wirkungsverstärker im Spiel sind. Für Reaktionen auf Alltagsgifte kann allgemein festgestellt werden:

- Allergiker reagieren auch schon auf Giftmengen in so geringen Konzentrationen, daß sie mit heutigen Mitteln nicht nachweisbar sind.
- Kinder und alte Menschen reagieren um ein Vielfaches stärker auf Gifte.
- Frauen reagieren stärker auf Gifte als Männer.
- Magere reagieren stärker auf Nervengifte als Dicke.
- Psychisch Labile werden durch Gifte psychisch krank.
- Chronisch durch Alltagsgifte Geschädigte reagieren seismographisch auf Einwirkungen von Giften und anderen Schadenspotentialen, z. B. von ionisierenden Strahlen, Radon, möglicherweise auch von elektrischen und magnetischen Erscheinungen. – Da kein chronisch Geschädigter alle Ursachen seiner Beschwerden kennen kann, muß er eine Liste der Einwirkungen führen, die eine Verschlechterung seines Zustands bewirkten.

Kombinationswirkungen

Alltagsgifte verstärken einander in ihrer Wirkung auf das Nerven- und Immunsystem. Krass ist diese Verstärkung (Synergismus) bei einer Einwirkung am gleichen Angriffspunkt, wie das bei Blei und Quecksilber, Pentachlorphenol und Dioxinen, Pyrethroiden und Lösemitteln, PCB und Dioxinen der Fall ist.

Alkohol in kleinen Mengen fördert die Aufnahme und Speicherung der fettlöslichen Gifte. Rauchen verstärkt jede Giftwirkung immens – auch Passivrauchen. Andere bekannte Synergismen sind:

- Ethanol verstärkt die leberschädigende Wirkung chlorierter Kohlenwasserstoffe; die synergistische Verstärkung ist besonders groß, wenn es sich um sehr geringe Mengen an Ethanol und Tetrachlorkohlenstoff handelt.
- Eine geradezu dramatische Wirkungsverstärkung der Leberschädigung ergibt sich bei einer Kombination aus Ethanol, Tetrachlorkoh-

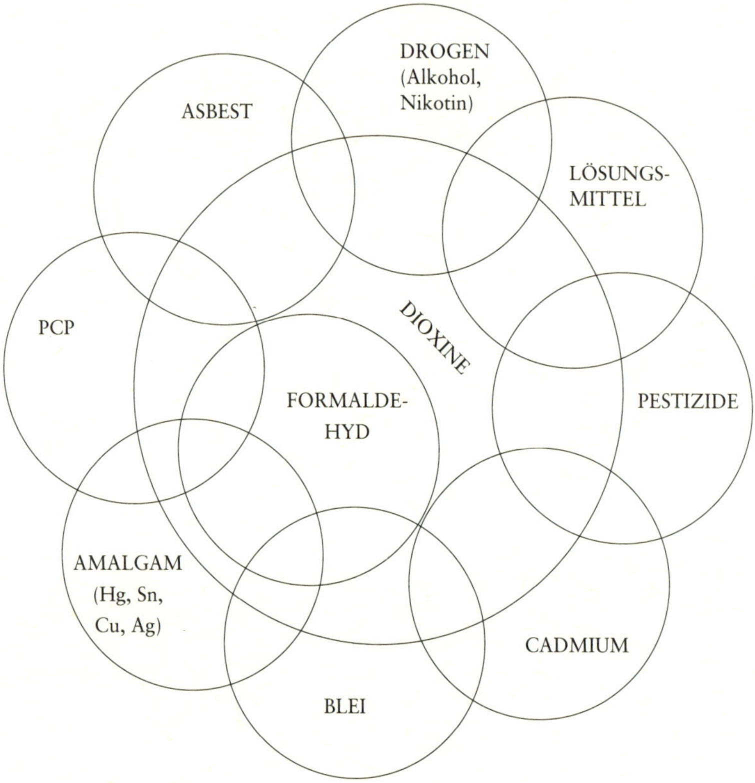

Menschen sind nie nur einem Alltagsgift ausgesetzt, sondern vielen, die sich durch Wechselwirkungen gegenseitig verstärken.

lenstoff und Pyrazol, einem Ausgangs- und Inhaltsstoff von Schmerzmitteln (z. B. Pyramidon).

- Kohlenhydratarme Ernährung verstärkt den Synergismus von Ethanol und Chlorkohlenwassserstoffen, fettarme dagegen nicht.
- Ähnliche Wirkungen wie bei Ethanol gibt es auch bei Aceton und anderen Ketonen. Dabei scheint die synergistische Wirkungsverstärkung mit zunehmender Länge der Molekülkette anzusteigen: Bei MEK (Methylethylketon) ist sie stärker als bei Aceton, bei MiBK (Methylisobutylketon) stärker als bei MEK. Bei Alkoholen scheint es diesen Zusammenhang zwischen Kettenlänge und Wirkungsverstärkung nicht zu geben. Zwar ist die Wirkungsverstärkung bei Isopropanol erheblich größer als bei Ethanol, bei den noch längerkettigen Butanolen ist sie dagegen kaum vorhanden.

Grenzwerte

Für Alltagsgifte gibt es keine sicher ungefährliche Dosis. Grenzwerte spiegeln nur das Hauptrisiko. Da die Medizin heute im allgemeinen noch nichts über Alltagsgifte weiß, übernimmt sie die Grenzwerte der Arbeitsmedizin, also von gesunden Arbeitern bezogen auf eine einzige Substanz. Dabei handelt es sich um Immissionswerte und Konzentrationswerte einer einzigen Substanz oder ihrer Stoffwechselprodukte im biologischen Material, d. h. im Urin, Blut u. a., nicht jedoch um Substanzgemische wie bei Alltagsgiften.

MAK-Werte

Für die Luftqualität an Arbeitsplätzen werden in einer der zahlreichen «Technischen Regeln für Gefahrstoffe» (TRGS), die Bestandteil der Gefahrstoffverordnung sind, Grenzwerte für gefährliche Stoffe festgesetzt. Eine der Grenzwertlisten in dieser TRGS 900 ist die «MAK-Werte-Liste», in der es um die Maximale Arbeitsplatz-Konzentration (MAK) eines gefährlichen Arbeitsstoffs geht. Erarbeitet wird sie von der «Senats-Kommission zur Prüfung gesundheitsschädlicher Arbeitsstoffe der *Deutschen Forschungsgemeinschaft*» (MAK-Kommission). Mitglieder sind Universitätsprofessoren (Bereiche: Toxikologie, Pharmakologie, Arbeits- und Sozialmedizin, Allergologie, Hautkrankheiten, Umwelthygiene usw.) sowie Vertreter staatlicher Forschungseinrichtungen, der chemischen Industrie, Berufsgenossenschaften, Gewerkschaften und Versicherungen.

Die Begründungen für die Festsetzungen der einzelnen MAK-Werte oder die Einstufung einer Substanz z. B. als «eindeutig als krebserzeugend ausgewiesener Arbeitsstoff» gibt die Kommission in einer inzwischen sehr umfangreichen Loseblattsammlung mit dem Titel «Arbeitsmedizinisch-toxikologische Begründung von MAK-Werten» bekannt. Die MAK-Werte-Liste wird ständig überarbeitet und einmal im Jahr im *Bundesarbeitsblatt* und in zwei Zeitschriften, dem *Zentralblatt für Arbeitsmedizin* und *Arbeitsmedizin, Sozialmedizin, Präventivmedizin* veröffentlicht.

Die MAK-Werte

- geben die Maximale Arbeitsplatz-Konzentration eines Stoffs (Gas, Dampf oder Staub) an, die «im allgemeinen die Gesundheit der Beschäftigten nicht beeinträchtigt und diese nicht unangemessen belästigt»;
- sind in der Regel über acht Stunden gemittelt und gelten für 40 Wochenstunden bzw. 42 im vierwöchigen Durchschnitt bei Schichtarbeit;
- gelten für «gesunde Personen im erwerbsfähigen Alter».

Mit anderen Worten:
- Auch wenn die MAK-Werte eingehalten werden, können sich «gesunde Personen im erwerbsfähigen Alter» durchaus belästigt fühlen, und ihre Gesundheit kann im Einzelfall sehr wohl beeinträchtigt werden.
- Gesunde Erwachsene, die länger als acht Stunden täglich und 40 Stunden wöchentlich der MAK-Werte-Konzentration einer einzigen Substanz ausgesetzt sind, werden mit einiger Wahrscheinlichkeit krank.
- Für Kranke, Alte, Kinder, Schwangere gelten die MAK-Werte auf keinen Fall. Sie sind immer zu hoch.

Im Abschnitt III der MAK-Werte-Liste werden die krebserzeugenden Arbeitsstoffe noch einmal gesondert aufgeführt, und zwar unter
- A «Eindeutig als krebserzeugend ausgewiesene Arbeitsstoffe»;
- B «Stoffe mit begründetem Verdacht auf krebserzeugendes Potential».

Der Unterabschnitt A wird noch einmal unterteilt in
- A1 «Stoffe, die beim Menschen erfahrungsgemäß bösartige Geschwülste zu verursachen vermögen», und
- A2 «Stoffe, die bislang nur im Tierversuch sich nach Meinung der Kommission eindeutig als krebserzeugend erwiesen haben, und zwar unter Bedingungen, die der möglichen Exponierung des Menschen am Arbeitsplatz vergleichbar sind bzw. aus denen Vergleichbarkeit abgeleitet werden kann».

Für «krebserzeugende Arbeitsstoffe» (A1 und A2) werden keine MAK-Werte aufgestellt, weil es unmöglich ist, Schwellenwerte zu ermitteln, unterhalb derer diese Substanzen nicht mehr gefährlich wären. Krebs entsteht nach dem «Alles oder Nichts-Gesetz».

Im «ABC der Alltagsgifte» wird gelegentlich zur näheren Charakterisierung einer krebserregenden Substanz der Kürze halber der Abschnitt bzw. Unterabschnitt der MAK-Werte-Liste genannt.

TRK-Werte

Für eine Reihe krebserzeugender Arbeitsstoffe ohne MAK-Wert, die entweder natürlich vorkommen oder «technisch unvermeidlich sind», gibt der «Ausschuß für Gefahrstoffe» (AGS) beim Bundesminister für Arbeit und Sozialordnung als Immissionsgrenzwerte «Technische Richt-Konzentrationen» (TRK-Werte) an. Ihre Einhaltung «soll das Risiko einer Beeinträchtigung der Gesundheit vermindern, vermag dieses jedoch nicht vollständig auszuschließen».

Die TRK-Werte-Liste ist ebenfalls Bestandteil der TRGS 900; sie wird ständig bearbeitet und einmal jährlich zusammen mit der MAK-Werte-Liste veröffentlicht.

BAT-Werte

Für gefährliche Arbeitsstoffe, die über die Lunge oder über die Haut aufgenommen werden können, setzt die MAK-Werte-Kommission «Biologische Arbeitsstoff-Toleranzwerte» (BAT-Werte) fest, die sich auf die Konzentration eines Arbeitsstoffs oder seiner Stoffwechselprodukte im Blut und/oder Harn beziehen. Die BAT-Werte gelten für denselben Personenkreis und unter denselben Bedingungen wie die MAK-Werte.

Die Kommission stellt ausdrücklich fest: «Der BAT-Wert ist nicht geeignet, biologische Grenzwerte für langdauernde Belastungen aus der allgemeinen Umwelt, etwa durch Verunreinigungen der freien Atmosphäre oder von Nahrungsmitteln, anhand konstanter Umrechnungsfaktoren abzuleiten.»

Grenzen der Grenzwerte

Die BAT-, TRK- und die MAK-Werte taugen z. B. zur Beurteilung der Raumluftqualität nicht besonders gut, selbst wenn sie, etwa um das 20fache reduziert, nur als Orientierungswerte benutzt werden, wie das gelegentlich geschieht. Denn die Raumluft ist immer durch komplexe Mischungen von Schadstoffen belastet, während sich die BAT-, TRK- und MAK-Werte nur auf die Wirkung einer einzelnen Substanz beziehen. Für die Abschätzung der Kombinationswirkungen von Gemischen aus zwei oder drei Substanzen oder gar von komplexeren Gemischen mit wechselnder Zusammensetzung sind sie überhaupt nicht geeignet.

Die MAK-Werte-Kommission lehnt denn auch «Verfahren zur Errechnung von MAK-Werten» bei Stoffgemischen, «dem gegenwärtigen, mangelhaften Stand der Kenntnis Rechnung tragend ..., nachdrücklich» ab.

Subklinische Toxizität

In den letzten Jahren gemachte Entdeckungen von amerikanischen Toxikologen beweisen, daß giftige Chemikalien bereits bei Werten toxisch wirken können, die weit unter denen liegen, welche die nach der medizinischen Standardbewertung bekannten Anzeichen und Symptome auslösen. Es wird hierbei von «subklinischer Toxizität» gesprochen. Wirkungen subklinischer Toxizität können Intelligenzverlust, Verhaltensänderungen, vermindertes Urteilsvermögen, verminderte Aufmerksamkeitsspanne und Müdigkeit sein. Zu den Alltagsgiften mit potentieller subklinischer Neurotoxizität gehören Blei, Quecksilber und andere

Metalle, organophosphathaltige Schädlingsbekämpfungsmittel, manche chlorierte Kohlenwasserstoffe – Verbindungen, denen mehrere Millionen Amerikaner gewerblich auf Dauer ausgesetzt und mit denen zehn Millionen Amerikaner oder mehr über die Umwelt belastet sind. Obwohl sich die subklinische Neurotoxizität oft nur diskret bemerkbar macht, können die neurologischen Funktionsänderungen verheerende Wirkung haben, insbesondere weil das Zentrale Nervensystem wenig regenerationsfähig ist. Die Störungen durch subklinische Neurotoxizität sind in der Regel irreversibel.

Grundsätze

- **Gesetzliche Grenzwerte gelten nur für Gesunde!**
- **Gesetzliche Grenzwerte gelten niemals für Alltagsgifte!**
- **Gesetzliche Grenzwerte berücksichtigen niemals die eigentlichen Risikogruppen im Alltag: Kinder, Alte, Geschwächte!**
- **Gesetzliche Grenzwerte taugen auch als um ein Vielfaches verminderte Richtwerte nicht zur Risikoabschätzung von Alltagsgiften!**
- **Körperfremde Giftstoffe sollten bei niemandem in irgendeiner Konzentration im Organismus nachweisbar sein!**

Ursachen einer chronischen Vergiftung erkennen

Die Ursachen akuter Vergiftungen kann man sicher durch Blut- und/oder Urinuntersuchungen bestimmen. Bei chronischen Schäden durch Alltagsgifte sind solche Untersuchungen in der Regel völlig wertlos, da die Gifte gerade eben nicht mehr ausgeschieden, sondern in Depots angereichert werden. Am besten lassen sie sich bei Obduktionen feststellen. So fand man in manchen Fällen bis zu 100mal höhere Giftkonzentrationen im Gehirn als im Blut.

Gewebeuntersuchungen

Eine gleichfalls zuverlässige Methode zur Ursachenbestimmung bei chronischen Vergiftungen sind Untersuchungen von Gewebeproben. So lassen sich in Lipomen alle fettlöslichen Alltagsgifte – und das sind die meisten – durch ein toxikologisches Labor nachweisen. Lipome sind harmlose Fettgeschwülste, die jeder Arzt leicht entfernen und zur Untersuchung einsenden kann. Hierbei können auch Giftdepots entdeckt werden, die aus länger zurückliegenden Zeiten stammen. Tumoren, vor allem Krebsgeschwülste, reichern die auslösenden Alltagsgifte an; sie sollten deshalb immer auch toxikologisch auf vorhandene Schadstoffe hin untersucht werden.

Depots in den Zähnen und im Kieferknochen sind gerade bei chronischen Schädigungen durch Alltagsgifte von besonders großer Bedeutung. Die Entfernung der Herde kann nicht nur eine wesentliche Befundbesserung erbringen, sondern es kann auch aufgrund des entfernten Materials eine exakte toxikologische Diagnose gestellt werden. Das ist sowohl für den Therapieplan als auch für mögliche Schadensersatzprozesse von wesentlicher Bedeutung. Im toxikologischen Labor wird die Wurzelspitze vom Zahn getrennt und der zerriebene Knochen auf Metalle – in der standardisierten «Multi Element Analyse» (MEA) 54 Metalle, darunter auch Quecksilber –, Formaldehyd, Pentachlorphenol und andere Alltagsgifte untersucht.

Kernspintomogramm

Ein «berechnetes Kernspintomogramm» oder «NMR-Querschnittsbild» (NMR für «Nuclear Magnetic Resonance») bzw. Magnetbild des Kopfes gibt in verschiedenen Grautönen, ähnlich wie auch ein Röntgenbild, Strukturen etwa von menschlichem Gewebe gemäß den verschiedenen Protonendichten im Untersuchungsobjekt wieder. Gegenüber dem Computertomogramm, das aus berechneten Röntgenbildern besteht, hat das Kernspintomogramm einmal den Vorteil, daß die zur Erstellung benutzten elektromagnetischen Felder mit Sicherheit weniger schädlich sind als die harten Röntgenstrahlen, zum anderen hat es eine höhere Auflösung und damit eine größere Genauigkeit.

Das Verfahren zur Erstellung eines Kernspintomogramms ist die «NMR-Spektrographie», manchmal auch «MKR-Spektrographie» (MKR für «Magnetische Kern-Resonanz») oder «KMR-Spektrographie» (KMR für «Kernmagnetische Resonanz») oder «Kernspinresonanzspektrographie» genannt – gemeint ist immer dasselbe. Im Kernspintomogramm lassen sich Schadstoffdepots im menschlichen Gewebe aufgrund ihrer abweichenden Protonendichte je nach Berechnungsart («Gewichtung») als sehr helle oder sehr dunkle Zonen («Störfelder») sichtbar machen.

Die Art der Störfelder läßt sich nur durch Zusatzuntersuchungen oder durch persönliche Erfahrung des Untersuchers bestimmen. So sind z. B. im Kopftomogramm eines chronisch Vergifteten – in der Regel sind Zahngifte wie Amalgam und andere Dentallegierungen die Ursache – bei entsprechender Gewichtung Metalleinlagerungen als helle bis weiße Flecken zu erkennen. Diese Flecken sind in den Schnitten unter den Zähnen zu sehen, im Bereich der Zunge, der Lippen, der Schleimhaut der Nasennebenhöhlen, des Auges, des Kehlkopfs, des Stammhirns, der Halsmuskulatur, des Kleinhirns und des Großhirns. Es gehört einige Erfahrung dazu, die Metalleinlagerungen nicht mit dem Knorpel- oder Knochengewebe – Nasen- und Kehlkopfknorpel, Nasennebenhöhlenknorpel, Schädelknochen und harte Hirnhäute – zu verwechseln.

Eiterherde sind als schwarze Flecken um die weißen Metallherde herum zu sehen. Lösemittel zeigen sich bei derselben Gewichtung als dunkle Seen, Pestizide als helle, blumenkohlartige Gebilde, Formaldehyd als weißer Gries.

Mobilisationstests und andere Tests

Wenn einigermaßen Klarheit über die Art der Vergiftungsursachen herrscht, kann der Nachweis auch durch Mobilisationstests geführt werden. Dabei werden die Depots schadlos geleert, indem die mobilisierten Gifte fest an eine Trägersubstanz gebunden und zusammen mit ihr ausgeschieden werden. Durch fortgesetzte Anwendung dieser Tests – unter strenger ärztlicher Aufsicht selbstverständlich – kann in vielen Fällen eine vollständige Entgiftung erreicht werden.

Mobilisationstests

Antabus-Test
Antabus ist die Handelsbezeichnung von Disulfiram (Tetraethylthiuram). Der Test dient zum Erkennen einer Nickelspeicherung.

Disulfiram ist ein Alkoholgegenspieler – es darf mindestens 14 Tage vor und nach dem Test kein Alkohol, auch nicht versteckt und nicht einmal in Spuren, getrunken werden. Disulfiram blockiert den Alkoholabbau, es entsteht nach Alkoholgenuß Acetaldehyd, der folgende Symptome hervorruft:
- rote, heiße Haut,
- Angst, Erregung,
- Blutdruckabfall,
- Atemnot, eventuell Herzstillstand.

Zur Entgiftung wird die Einnahme von Disulfiram in größeren Abständen fortgesetzt, bis kein Nickel mehr ausgeschieden wird.

DMPS-Test
DMPS (Dimercaptopropansulfonat) ist ein Salz der Sulfonsäure, ein Schwefelsalz; Handelsnamen sind *Dimaval* und *Unithiol*. DMPS mobilisiert und entgiftet die Depots von Quecksilber und 15 anderen Schwermetallen: Die feste Metall-DMPS-Verbindung wird über den

Urin und Stuhl aus dem Körper ausgeschieden. Lebenswichtige Coenzyme wie Zink und Kupfer werden nur in unbedeutenden Mengen (einige millionstel Gramm) ausgeschieden.

Die Giftausscheidung wird gleich bei Wirkungseintritt – meist 20 Minuten nach der Einnahme oder Spritze – als wohltuend empfunden; ein Gefühl, als verschwände ein Nebel, Kopf und Füße werden leichter. Manche Patienten empfinden aber auch «Gliederschmerzen». Je höher die Giftausscheidung, desto deutlicher ist die Wirkung, die jedoch bei sehr hohen Giftwerten erst bei wiederholten DMPS-Gaben eintreten kann.

DMPS kann nach wiederholter Anwendung in sehr seltenen Fällen bei Allergikern zu leichten Hautreaktionen führen, die sich bei wiederholter Gabe unangenehm verstärken. Die Allergie ist mit einer Nickelallergie vergleichbar. Nach Absetzen von DMPS verschwinden alle Erscheinungen ohne Behandlung. Wenige hohe Dosen in längeren Abständen allergisieren seltener als viele kleine Gaben.

DMSA-Test

Dimercapto-Bernsteinsäure (englisch *Dimercapto Succinic Acid*) ist ein reines Pulver aus dem Chemiegroßhandel. Es ist billig. Es scheidet besonders Blei und Cadmium stärker aus als DMPS. Säuglinge und Kleinkinder bekommen 100 mg DMSA (oder DMPS), Schulkinder und Erwachsene 200 bis höchstens 400 mg DMSA zu schlucken. Magenempfindliche sollten es nicht nüchtern einnehmen. Der dritte Stuhl nach der Einnahme wird in ein toxikologisches Labor gesandt. Gemessen wird die Leberausscheidung mit Nachweis aller gewünschten Metalle.

Organische Metallverbindungen etwa von Blei oder von Quecksilber können mit Metallsalzbindern wie DMPS (Spritze) oder DMSA (Pulver) zum Teil auch aus dem Gehirn geholt werden. DMSA ist allerdings bei hirnbedingten Lähmungen, so bei Multipler Sklerose, streng kontraindiziert, doch ist hier zur Hirnentgiftung eine DMPS-Spritze in den Kiefer (Unithiol) oder eingeatmet möglich. Die Wiederholung sollte in möglichst großen Intervallen erfolgen: DMPS-Spritze alle 6–24 Wochen, DMSA-Pulver alle 1–4 Wochen.

EDTA-Test

Ein Test zum Nachweis der Speicherung von Chrom, aber auch von Blei, Cadmium, Eisen, Kobalt, Kupfer, Nickel, Plutonium, Quecksilber (nur im Blut), Selen, Thorium, Uran, Vanadium und Zink. Die mobilisierten Metalle werden fest an das EDTA gebunden und über die Nieren im Urin ausgeschieden (Wiederholung ca. alle 6 Wochen). EDTA ist viel giftiger als DMPS und DMSA.

Kohle-Paraffinöl-Test

Durch Fasten unter viel Trinken (Nulldiät) kann ein Teil der fettlöslichen Gifte – vor allem Lösemittel – aus der Leber ausgeschieden werden. Um eine erneute Aufnahme der Gifte über den Darm zu verhindern, werden Medizinalkohle oder Paraffinöl oder neun Teile Kohle und ein Teil Paraffinöl gemischt als Bindemittel eingenommen, je nach Verstopfungsneigung 3mal 1 Kaffeelöffel bis 3mal 1 Eßlöffel. Zunächst wird das Bindemittel (Paraffinöl und/oder Medizinalkohle) so lange eingenommen, bis der Stuhl schwarz ist. Erst dann beginnt die Nulldiät, wobei große Mengen Flüssigkeit getrunken werden müssen, bis der Urin wasserklar ist.

Falls möglich, sollten drei Tage Nulldiät durchgehalten werden. Bei Schwindel- oder Schwächegefühl ist sie sofort abzubrechen! Durch Wiederholungen des Kohle-Paraffinöl-Tests alle 14 Tage wird langsam auch das Hirn entgiftet.

Falls nur Paraffinöl eingenommen wird, kann das toxikologische Labor die Gifte im Stuhl messen. Kohle bindet Lösemittel so stark, daß keine Abtrennung zur Messung möglich ist.

Die Fettentgiftung ist erst sinnvoll, wenn sicher keine Gifte mehr aufgenommen werden.

Tests zur Bestimmung der Vergiftungsursache

Folsäure/Folinsäure-Test

Der Test weist eine Formaldehyd-Stoffwechselstörung bei chronischer Formaldehydbelastung durch Wohngifte (Büro, Schulen, Preßspanmöbel), Zahngifte (tote Zähne) oder bei gewerblich Vergifteten nach. Bei krankhaftem Formaldehydstoffwechsel wird nach der Einnahme von Folsäure (Vitamin F) oder dem Spritzen von Folinsäure extrem viel Ameisensäure oder Methanol (Methylalkohol) oder beides im Urin ausgeschieden.

Kaugummitest

Der Test weist eine erhöhte Konzentration von Quecksilber sowie Kupfer, Zinn und Silber im Speichel nach intensivem Kauen nach. Korrekt gelegte und unbedenkliche Amalgamfüllungen sollten keine bedrohlichen Quecksilbermengen freisetzen. Ohne Amalgam ist kein Quecksilber im Speichel. Der Test dient zur Vorabklärung, ob eine Antidotbehandlung mit DMPS oder ein DMPS-Test erforderlich ist.

Durchführung: Es wird nüchtern 10 Minuten lang zuckerfreier Kaugummi intensiv gekaut – besonders dort, wo die meisten Füllungen sind –, um schließlich beim Weiterkauen 10 ml Speichel in einem Gefäß zu sammeln. Die Probe wird im toxikologischen Labor untersucht.

Der Test ist nur bedingt aussagekräftig, da z. B. beim Kauen saurer Speisen mehr Schwermetalle herausgelöst werden, metallisches Quecksilber abdampft und die Kauintensität bei jedem Menschen unterschiedlich stark ist.

Nachweis von Alltagsgiftquellen

Buttertest
Fettlösliche Gifte in der Raumluft reichern sich in der Butter an. Eine Butterprobe wird in dem betreffenden Raum offen acht Tage lang aufgestellt, eine saubere Vergleichsprobe vom selben Stück während dieser Zeit luftdicht verpackt aufbewahrt. Beide Proben untersucht anschließend ein toxikologisches Labor.

Hausstaubuntersuchung
Im Uralt-Hausstaub auf oder unter Schränken, in Fußbodenritzen und an anderen versteckten oder schwer zugänglichen Stellen können Uralt-Lösemittel oder Metalle und andere vor langer Zeit im Raum vorhandene flüchtige Alltagsgifte nachgewiesen werden, da sie fest an den Staubpartikeln haften. Zum Sammeln der Probe muß der Staub gekehrt sein. Gesaugter Staub bringt völlig falsche Ergebnisse, da der Staubsauger Lösemittel oder Metalle und Staub trennt.

Die aktuell einwirkenden Lösemittel oder Metalle und flüchtigen Substanzen sind durch die Untersuchung des offen vorhandenen Hausstaubs zu erkennen. Auch dieser darf, wie der versteckte, nur gekehrt werden.

Kohlesammler
Zur Messung von aktuell vorhandenen Belastungen der Atemluft durch flüchtige Substanzen, wie Lösemittel oder Formaldehyd, gibt es bei toxikologischen Labors Aktivkohle-Prüfröhrchen, die Kohlesammler. Die Meßphase dauert in der Regel acht Tage. Wie im einzelnen zu verfahren ist, geben die Hersteller des Geräts an.

2. ABC der Alltagsgifte

Aceton → Ketone

Acrolein

Allgemeine Stoffbeschreibung

Acrolein ist ein von Propen abgeleiteter ungesättigter → Aldehyd (systematischer Name: 2-Propenal, chemische Formel $H_2C{=}CH{-}CHO$). Wie alle niederen Aldehyde (→ Formaldehyd und Acetaldehyd) ist es ein heftig reagierendes, starkes Gift.

In der chemischen Industrie wird es als Arbeitsstoff und Zwischenprodukt vielfältig verwendet.

Im Alltag entsteht es vor allem aus Verbrennungs- und sonstigen Pyrolyseprozessen jeglicher Art, besonders bei nicht allzu hohen Temperaturen. In Wohnungen entsteht es meistens durch Überhitzung von Speisefetten beim Braten, in der Kerzenflamme, im Abgas offener Kamine, besonders wenn leinölbehandelte Holzabfälle verbrannt werden, beim Abbrennen bzw. Abschwelen von Räucherstäbchen und im Tabakrauch.

In die Außenluft gelangt es hauptsächlich aus Heizungen, Müllverbrennungsanlagen, Waldbränden und → Autoabgasen. Im → Sommersmog wird es darüber hinaus auch noch aus anderen Schadstoffkomponenten durch Photooxidation gebildet.

Wirkung

Acrolein ist ein besonders starkes Reizgift. Im Ersten Weltkrieg hat man es deshalb auch als «Gasmaskenbrecher» eingesetzt. Es ist giftiger als Phosgen und Chlorgas.

Häufige Symptome

- Bindehautentzündung,
- Bronchitis,
- Entzündungen von Kehlkopf und Rachen,
- Lidschwellungen,
- Lidzucken,
- Schläfrigkeit,
- Schwindel.

In schweren Fällen kommt es zu Kreislaufversagen und Lungenödemen.

Maßnahmen

Wie → Autoabgase, → Formaldehyd, → Sommersmog

Aflatoxine → Schimmelpilze

Aldehyde

Allgemeine Stoffbeschreibung

Aldehyde sind organische Verbindungen mit einer charakteristischen, funktionellen Gruppe aus einem Kohlenstoff-, einem Sauerstoff- und einem Wasserstoffatom (Aldehyd- bzw. Formylgruppe: –CHO). Sie werden in der Regel aus einem Alkohol durch Dehydrierung hergestellt – daher auch der Name: Al[cohol]dehyd[rogenatus].

Der systematische Name eines Aldehyds wird aus dem des entsprechenden Kohlenwasserstoffs durch Anhängen der Endung -al gebildet. Der einfachste, aus Methan abgeleitete, aliphatische Aldehyd ist Methanal – besser bekannt als → Formaldehyd (chemische Formel H–CHO).

```
      O
      ||
H — C — H  Formaldehyd
   [Formylgruppe]
```

Aldehyde kommen überall natürlich vor. In größeren Konzentrationen entstehen sie, wo organisches Material verbrannt wird – in der Hausfeuerung und der Müllverbrennung ebenso wie in der glimmenden Zigarette und den → Autoabgasen.

Die «niederen» Aldehyde (mit kurzen Kohlenstoffketten) wie Formaldehyd (Methanal, ein C-Atom) und Acetaldehyd (Ethanal, zwei C-Atome) sowie die niederen, ungesättigten Aldehyde → Acrolein (2-Propenal, drei C-Atome) und Crotonaldehyd (2-Butenal, vier C-Atome) sind wichtige Zwischenprodukte in der chemischen Industrie:

- Formaldehyd: Kunststoffe (Formaldehydharze, Pheno- und Aminoplaste),
- Acetaldehyd: Synthetische Essigsäure, synthetische Alkohole, synthetischer Kautschuk (Butadien), Explosivstoffe, Schlafmittel, Schneckengift, Weichmacher,
- Acrolein: Glycerin, Methionin (eine essentielle Aminosäure, z. B. in Medikamenten gegen Alters-Mangelerscheinungen), Herbizide,
- Crotonaldehyd: Sorbinsäure, verschiedene Lösemittel ...

Höhere (z. B. Dodekanal, 12 C-Atome, oder Cetanal, 16 C-Atome) oder von Aromaten abgeleitete Aldehyde werden oft als Aroma- oder Geruchsstoffe verwendet, so z. B. Phenylmethanal als Bittermandelöl, Phenylethanal als Hyazinthenduft oder Phenylpropenal als Zimtaroma.

Wirkung

Das Giftpotential der höheren und aromatischen Aldehyde ist eher gering; sie können aber Allergien hervorrufen.

Besonders wirkungsvolle Alltagsgifte sind die niederen Aldehyde → Formaldehyd, Acetaldehyd und → Acrolein. Ihre bedeutendsten Quellen im Alltag sind Abgase aus Verbrennungsanlagen, besonders → Autoabgase, Passivrauchen und der → Sommersmog.

Sie greifen vor allem ungeschützte Schleimhäute an und schwächen eingeatmet die Immunabwehr. Gespeichert werden sie, wie z. B. auch die → Lösemittel, vor allem im Fettgewebe und im Gehirn.

Häufige Symptome
- Allergien,
- Bindehautentzündung,
- Entzündungen der Kehlkopf-, Mund-, Nasen- und Rachenschleimhaut sowie der Bronchien,
- Nervenstörungen (Nervenschwund),
- Schwindel und Schläfrigkeit.

In schweren Fällen kommt es zu Lungenödemen, langfristig zu Wucherungen der Leber (durch Acetaldehyd) und Schädigungen des Zentralen und Peripheren Nervensystems. Formaldehyd und Acetaldehyd können Krebs erregen.

Maßnahmen

Wie → Autoabgase, → Formaldehyd, → Sommersmog

Alkohole

Allgemeine Stoffbeschreibung

Alkohole sind von → Kohlenwasserstoffen abgeleitete organische Verbindungen, deren funktionelle Gruppen aus einem Sauerstoff- und einem Wasserstoffatom bestehen (Hydroxylgruppe: –OH).

Die systematischen Namen von Alkoholen werden dadurch gebildet, daß man dem Namen des betreffenden Kohlenwasserstoffs die Endung -ol (Alkohole mit nur einer –OH-Gruppe, «einwertige Alkohole») bzw. -diol (zwei –OH-Gruppen, «zweiwertige Alkohole») bzw. -triol (drei –OH-Gruppen, «dreiwertige Alkohole») anhängt:
- Methan (H_3CH) – Methanol (H_3C–OH),
- Ethan (H_3C–CH_3) – Ethanol (H_3C–CH_2–OH) – Ethandiol (OH–CH_2–CH_2–OH),
- Propan (H_3C–CH_2–CH_3) – Propanol (H_3C–CH_2–CH_2–OH) – Propantriol (OH–CH_2–CH[OH]–CH_2–OH) usw.

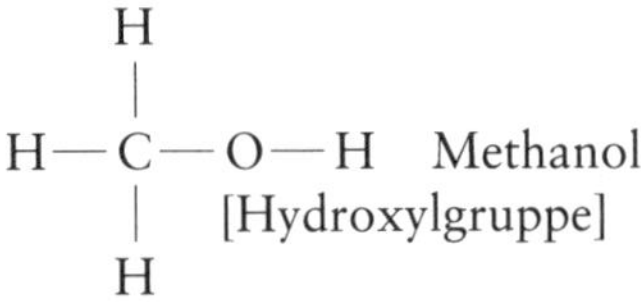

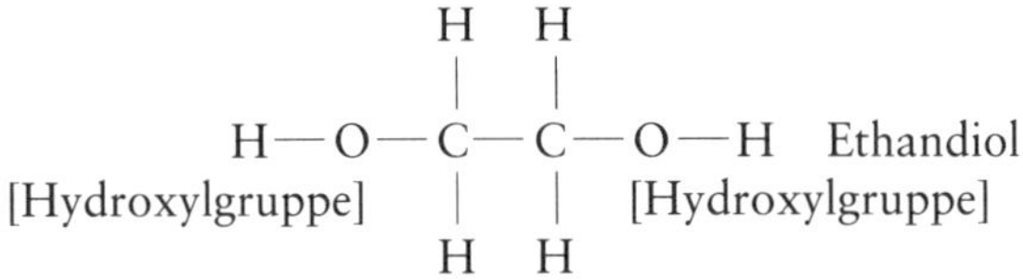

Gebräuchlicher sind oft aber Namen wie Methylalkohol für Methanol, Alkohol oder Ethylalkohol für Ethanol. Ethandiol ist besser bekannt als Ethylenglykol, und Propantriol ist Glycerin (die heute üblichere Bezeichnung ist Glycerol), ein natürlich vorkommender Alkohol mit drei –OH-Gruppen, bei Zimmertemperatur ölig-zähflüssig, schwer entflammbar, mit schwachem, angenehmem Geruch und süßlichem Geschmack; seine Giftwirkung ist sehr gering. Verwendet wird Propantriol hauptsächlich als Vorprodukt in der pharmazeutischen und kosmetischen Industrie oder bei der Herstellung von Alkydharzlacken, gelegentlich auch als Bremsflüssigkeit.

Alkohole mit wenig Kohlenstoffatomen, «niedere Alkohole», sind leichtflüchtige, bewegliche, leicht brennbare Flüssigkeiten. Im Alltag werden sie hauptsächlich als Löse- und Reinigungsmittel oder als Komponenten in solchen Produkten verwendet (s. Tabelle Alkohole auf der nächsten Seite).

Je größer die Anzahl der Kohlenstoffatome in einem Alkohol, desto öliger und schwerflüchtiger wird er. Von sehr langkettigen Kohlenwasserstoffen abgeleitete Alkohole sind wachsähnliche Feststoffe («Fettalkohole»). Verwendet werden sie als Weichmacher, Emulgatoren und Grundstoffe in der Waschmittelindustrie (Tenside) und für Kosmetika. Eine ganze Reihe von ihnen kommt natürlich vor. So z. B. Cetylalkohol (Hexadekanol, 16 C-Atome) im Walrat oder Cerylalkohol (Hexakosanol, 26 C-Atome) in Chinesischem Wachs oder Myrizylalkohol (Hentriakontanol, 31 C-Atome) im Bienenwachs. Aromatische und alizyklische (→ Kohlenwasserstoffe) Alkohole sind bis auf wenige Ausnahmen, wie die Lösemittelkomponenten Cyclohexanol oder Phenylmethanol (Benzylalkohol), Vor- und Zwischenprodukte, die in der chemischen Industrie Verwendung finden.

Die → Phenole – dazu gehören Phenol und andere aromatische Verbindungen mit einer (oder mehreren) Hydroxylgruppe(n) direkt am Benzolring – sind zwar ihrer Struktur nach ebenfalls Alkohole, gelten aber ihrer charakteristischen Eigenschaften wegen als eigene Gruppe.

Schadenspotential allgemein

Alle Alkohole sind Nerven- und Immungifte. Besonders hoch ist die Schadwirkung beim Einatmen der Dämpfe und der direkten Aufnahme über die Haut. Das Schadenspotential der leichtflüchtigen, niederen Alkohole (Methanol bis zu den Butanolen) ist besonders groß. Alkohole durchdringen leicht die Blut-Hirn-Schranke. Sie schädigen nicht nur

Alkohole		
Name	*Vorkommen im Alltag*	*Schädigungspotential*
Butanole (n-Butanol, sec-Butanol usw.)	Lösemittel, Kosmetika, Haushaltsartikel, Extraktionsmittel für Geruchsstoffe	Hirn- und Nervenschäden, Haut- und Schleimhautreizung
Ethandiol (1,2-Ethandiol, Ethylenglykol)	Lösemittel (eher selten), Kühlflüssigkeit, Bremsflüssigkeit	Hirn- und Nerven-, Lungen-, Nieren-, Leber- und Magenschäden / GefStoffV: reizend / Aufnahme auch über die Haut
Ethanol (Alkohol, Ethylalkohol)	Lösemittel, Kosmetika, Getränke, Haushaltsartikel (s. unten)	Hirn- und Nervenschäden, Leberschäden (s. unten)
Isopropanol (2-Propanol, Isopropylalkohol)	Lösemittel, Kosmetika, Haushaltsartikel, Extraktionsmittel für Geruchsstoffe	Hirn- und Nervenschäden, Leberschäden, Haut- und Schleimhautreizung
Methanol (Methylalkohol)	Lösemittel (inzwischen eher selten), ungereinigte Pflanzendestillate, Extraktionsmittel für Geruchsstoffe	Hirn- und Nervenschäden, Erblindung / GefStoffV: sehr giftig / Aufnahme auch über die Haut
Methylcyclohexanol	Lösemittel hauptsächlich als Hilfsmittel in Farben und Lacken	Hirn- und Nervenschäden, Haut- und Schleimhautreizungen
Phenylmethanol (Benzylalkohol)	Lösemittel, Kosmetika, Extraktionsmittel für Geruchsstoffe	Hirn- und Nervenschäden, Haut- und Schleimhautreizung
Propanol (Propylalkohol)	Lösemittel, Kosmetika, Haushaltsartikel	Hirn- und Nervenschäden, Leberschäden

selbst das Zentrale und Periphere Nervensystem, sondern öffnen auch für andere Schadstoffe den Weg ins Gehirn.

Jenseits der Butanole nimmt das Schadenspotential der Alkohole mit zunehmender Kettenlänge rasch ab. Die langkettigen («höheren» oder Fett-) Alkohole und die vor allem in der pharmazeutischen und kosmetischen Industrie als Grundstoffe verwendeten aromatischen Alkohole kann man kaum zu den Alltagsgiften rechnen. Einige davon, die in Kosmetika vorkommen, wie z. B. Cetylalkohol, Zimtalkohol, Eugenol oder die verschiedenen Lanolinalkohole, können aber bei empfindlichen Personen Allergien auslösen.

Ethanol – der «Alkohol»

Der am häufigsten im Alltag vorkommende Alkohol ist Ethanol: In alkoholischen Getränken, vielen flüssigen Arzneien, als Trägersubstanz in allen leichtflüchtigen Kosmetika (Eaux de Colognes, Eaux de Toilettes, Parfums, Deosprays), als Lösemittel vor allem in «Naturlacken», als «Spiritus» in Scheibenwaschmitteln und als Brennspiritus für den Grill.

Gegenwärtig sterben in der Bundesrepublik Deutschland etwa 10000 Menschen jährlich an den Folgen des chronischen Alkoholismus. Außerdem geht jeder zweite Todesfall im Straßenverkehr auf das Konto alkoholisierter Fahrer.

Die häufigsten Folgen von chronischer Alkoholvergiftung bzw. chronischem Alkoholismus sind:

Blut
Anämie
Auflösung der roten Blutkörperchen
Blutplättchenmangel
Blutzucker erhöht
Cholesterinspiegel erhöht
Harnsäurespiegel erhöht
Verminderung der weißen Blutkörperchen

Haut
Entzündete Lippen
Geldscheinhaut
Krankhafte Erweiterung der Kapillaren
Rhinophym (Säufernase)
Rückbildung der Papillaren auf der Zunge (Geschmacksverlust)

Herz und Kreislauf
Herzbeschwerden
Kreislaufstörungen

Hirn und Nervensystem
Frühkindlicher Hirnschaden (Minimal Brain Disorder)
Hirnzerstörung
Impotenz
Persönlichkeitsveränderung
Schlaflosigkeit
Selbstmordgefahr

Leber
Fettleber
Leberzirrhose
Toxische Hepatitis

Lunge
Embolien

Infekte
Tbc

Magen und Darm
Chronische Gastritis
Entzündung der Bauchspeicheldrüse
Magen- und Darmgeschwüre

Mißbildungen beim Embryo

Muskelschwäche

Sozialer Bereich
Berufsverlust
Familienzerrüttung
Schulden
Straftaten

Sterilität

Maßnahmen

Zum Zeitpunkt der maximalen Vergiftung, d. h. des letzten Rausches, bekommt der Alkoholabhängige eine Spritze Anticholium in den Muskel. Das «Gottesurteilsgift» Anticholium ist ein Extrakt der Kalabarbohne, das seit mehr als 100 Jahren einen chronischen Alkoholismus beendet. Rechtzeitig gegeben, d. h. unmittelbar bei noch hohen Blutalkoholwerten, verhindert es ein Entzugsdelir von Alkohol. Entzugskrämpfe werden jedoch nicht verhindert.

Ca. 15 Minuten nach der Spritze beginnen die Entzugserscheinungen. Der Kranke wird blaß, ängstlich, bekommt Speichel- und Tränenfluß, er wird unterwürfig. Erregungszustände und Tobsucht verschwinden. Ängstlich wartet der Kranke auf die nächsten Schritte der Entwöhnung. Wenn er passiv in ein festes Programm eingepackt wird, kann er aus seinem Drogentrott herausgerissen werden. Ohne Konzept fällt er wieder zurück.

Nach einem Rückfall kann der (bittere) Inhalt einer Ampulle vom Alkoholabhängigen auch getrunken werden. Die Spritze ist jedoch 100fach effektiver. Anticholium wird nur einmal zu Beginn eines Alkoholentzugs gegeben.

Grundsätze

- **Kein Entzug ohne festen Plan!**
- **Versteckter Alkohol in Tropfen oder Soßen kann zum Rückfall führen!**
- **Ein Alkoholiker mit Kontrollverlust darf nie auch nur in Spuren Alkohol erhalten.**
- **Eingeatmet wirken alle Alkohole 1000fach giftiger als verschluckt.**
- **In Kombination mit anderen Schadstoffen wirken alle Alkohole verstärkend.**

Aluminium

Allgemeine Stoffbeschreibung

Aluminium (chemisches Symbol Al) ist nach Sauerstoff und Silicium das dritthäufigste Element der Erdkruste. Tone, Lehm, fast alle Gesteinsarten, Korund, Schmirgel und Edelsteine mit ganz wenigen Ausnahmen (Diamant ist reiner Kohlenstoff, Bergkristall fast reines Siliciumoxid) bestehen aus Aluminiumverbindungen oder enthalten mehr oder weniger viel davon.

Gewonnen wird Aluminium durch Schmelzflußelektrolyse aus Bauxit. Dabei werden riesige Mengen Strom verbraucht. Die Emissionen und Produktionsrückstände belasten die Umwelt stark. Aus vier Kilogramm Bauxit entstehen ein Kilogramm Aluminium, zwei bis drei Kilogramm schwermetallhaltiger Rotschlamm, verschiedene Stäube, Schwefeldioxid, Fluoride. Die Filter der Hütten müssen als besonders gefährlicher Sondermüll in Untertagedeponien eingelagert werden.

Weltweit wird zur Aluminiumproduktion Elektrizität aus Wasserkraft am häufigsten (61 %) genutzt. In Ghana, nach Norwegen der zweitwichtigste Alulieferant der Bundesrepublik Deutschland bedeckt der Stausee des Akosombo-Kraftwerks 5 % der Landesfläche. Die daneben angesiedelte Aluhütte verbraucht drei Viertel des erzeugten Stroms (und zahlt dafür den weltweit niedrigsten Preis). Der Staudamm brachte Erosion und den Verlust landwirtschaftlich nutzbarer Flächen. Bewässerungsprojekte entstanden kaum. Die ökonomische Entwicklung des Landes wird durch ständigen Strommangel erheblich beeinträchtigt.

In Bauindustrie, Maschinenbau, Elektrotechnik, Fahrzeug- und Flugzeugbau ist die Recyclingquote mit 80 % sehr hoch. Zur Herstellung des zurückgewonnenen «Sekundäraluminiums» sind nur noch 5 % des Energieaufwands erforderlich, der zur Herstellung aus Bauxit eingesetzt werden muß. Die Recyclingquote insgesamt stagniert aber in den letzten 20 Jahren bei ca. 25 %. Der Grund: Es gibt immer mehr Leichtmetallverpackungen aller Art (Getränkedosen, Joghurtbecherdeckel, Schokoladeverpackungen), die in der Regel nicht recycelt werden (nur ein paar Hundert Tonnen von ca. 120000).

Schwierigkeiten beim Recycling gibt es auch bei Verbundmaterialien und lackierten, verölten oder anders verschmutzten Alumaterialien sowie bei Aluminiumpigmenten in Anstrichmitteln wie «Silberbronze» oder Hochtemperaturanstrichen. Der zur Porosierung von Gasbeton (neuerdings von den Herstellern lieber «Porenbeton» genannt) benutzte Aluminiumstaub ist für ein lohnendes Recycling verloren.

Aluminiumverbindungen kommen darüber hinaus in folgenden Alltagsprodukten vor:

- Alaun (Kaliumaluminiumsulfat) im Rasierstein,
- Alufolien für Speisen,
- Antazida (Medikamente gegen überhöhte Magensäure),
- Backpulver,
- Desinfektionsmittel in Spritzen-Ampullen,
- Desodorantien,
- Essigsaure Tonerde (basische Aluminiumacetate),
- Gurgelwässer wie z. B. *Mallebrin* (Aluminiumchlorat),
- Heilerde,
- Homöopathika z. B. für lernschwache Kinder,
- Trink- und Kochgefäße, Dosen,
- Wirkstoffe in Holzschutzmitteln wie z. B. Tris-(N-Cyclohexyldiazeniumdioxy)-Aluminium; zur selben Stoffklasse gehören auch die *Xylasan Al* oder *Xyligen Al* genannten Zubereitungen,
- Zahnersatz: minderwertige Keramik oder Aluminiumkappen.

Etwa 46 % des Aluminiums, das wir mit der Nahrung aufnehmen, stammen aus pflanzlichen Nahrungsmitteln, 11 % aus Fisch und Fleisch, 13 % aus Milchprodukten, der Rest aus Getränken. Besonders viel Aluminium nimmt auf, wer gewohnheitsmäßig Bier und Säfte aus Aludosen konsumiert.

Wirkung

Aluminium wirkt eiweißfällend, adstringierend und desinfizierend. Verschlucktes Aluminium (bzw. Aluminiumverbindungen) wird über die Niere ausgeschieden. Bei Patienten mit Nierenfunktionsstörungen können Aluminiumverbindungen aus der Nahrung oder aus Medikamenten in hoher Dosierung zum Auftreten von Enzephalopathie-Syndromen führen.

Fast das gesamte verschluckte Aluminium wird wieder ausgeschieden. Bei erhöhter Zufuhr aber kommt es zu Ablagerungen vor allem in Leber, Zähnen, Gehirn und Hoden. Eingeatmetes Aluminium kann Staublunge hervorrufen, und es führt zu Ablagerungen im Gehirn.

Wo → Amalgam ist oder war, wird Aluminium eingelagert. Amalgam stört die Aluminiumentgiftung durch Verbrauch der gleichen Entgiftungsenzyme. Um Zahnwurzeln erscheint Aluminium im Röntgenbild als grauer, feiner Schleier. Falls um Zahnhälse Aluminium sichtbar ist, sollten exakte Untersuchungen des Metallspiegels erfolgen. Ohne Amalgam gibt es keinen Aluminiumspiegel. Im Gegensatz zu Amalgam bildet sich beim Aluminium kein Eitermantel um die Zahnwurzel. Vom Zahn wird es jedoch rasch über den Kieferspiegel ins Gehirn fortgeleitet.

Leitsymptom der chronischen Aluminiumvergiftung sind Gedächtnisstörungen. Je stärker der Aluminiumspiegel, desto stärker die Gedächtnisstörungen. Hirnzellen von Alzheimer-Patienten enthielten bei der Autopsie besonders hohe Aluminiumkonzentrationen. Durch ins Körpergewebe aus Zahnfüllungen eingewandertes Aluminium kann Elektrosensibilität entstehen.

Maßnahmen

- Zahnwurzeln im TOX-Labor auf Aluminium untersuchen lassen. Im Ernstfall alle Amalgam-Kieferdepots operativ entfernen. Keine Metallversorgung der Zähne mehr vornehmen lassen.
- Grundsätzlich erhöhte Aufnahme von Aluminium und seinen Verbindungen vermeiden, insbesondere Verzicht auf Aluverpackung von Nahrungsmitteln und Verzicht auf Getränke in Aludosen.

Amalgam

Allgemeine Stoffbeschreibung

Amalgam ist eine Mischung gleicher Teile metallischen hochgiftigen Quecksilbers mit Metallspänen, vor allem aus Zinn, Silber, Kupfer und Zink, die der Zahnarzt ohne Überprüfung frisch zubereitet. Es ist ein Arzneimittel, und jeder Patient ist auf mögliche Arzneimittelschäden mit 500 000 DM versichert.

Wirkung

Amalgam wirkt immer als Immun- und Nervengift. Jede Amalgamzubereitung führt mit der Zeit zu Organschäden. Die Giftwirkungen der verwendeten → Metalle verstärken sich gegenseitig. Von allen → Zahngiften ist Amalgam deshalb das gefährlichste. Gesunde verkraften Amalgam erstaunlich lange. Deshalb sehen sie auch in der Regel keinen Zusammenhang mit eventuell später auftretenden Immun- und Nervenschäden.

Zink und Selen entgiften als Spurenelemente den Körper physiologisch – Zink über die Nieren, Selen über eine Hirneinlagerung. Bei mehreren Amalgamfüllungen kommt der Organismus aber mit der Entgiftung nicht mehr nach – der daraus potenzierte Spurenelementmangel beschleunigt die Vergiftung. Allergiker reagieren besonders rasch auf die stark allergisierenden Metallsalze, die sich im Speichel und Verdauungstrakt aus dem mechanischen Abrieb und den elektrolytisch aus dem Amalgam gelösten Bestandteilen bilden.

Kinder und Kranke reagieren mindestens um das 100fache schneller auf die Gifte als gesunde Erwachsene. Schwangere übertragen die Gifte während der Schwangerschaft; Neugeborene werden dann bereits belastet geboren.

Besonders groß ist das Risiko einer chronischen Amalgamvergiftung für die Berufsgruppen der Zahnärzte und Zahnarzthelfer(innen), zumal die Giftwirkung des Amalgams durch die in Praxen fast immer vorhandenen Formaldehyddämpfe aus Desinfektionsmitteln potenziert wird. Seitdem viele Patienten auf die Empfehlung des Bundesgesundheitsamts beim fälligen Zahnarzttermin einen Ersatz vorhandener Amalgamfüllungen verlangen, werden die behandelnden Zahnärzte beim Ausbohren von Amalgamfüllungen intensiv giftigen Metalldämpfen ausgesetzt.

Bei der Überlegung, warum Zahnärzte als besonders Betroffene auf die Risiken einer Amalgamvergiftung so unengagiert reagierten, fiel bei 200 erkrankten Zahnärzten folgendes auf:

- Ihre Organbefunde waren um so ausgeprägter, je stärker der Hausstaub in der Praxis quecksilberbelastet war.
- Je stärker die Vergiftung war, desto eher wurde die Vergiftungsquelle vom Betroffenen als ungefährlich eingeschätzt.
- Je ausgeprägter eine toxische Hirnschädigung im Kernspintomogramm nachgewiesen werden konnte, desto uneinsichtiger zeigte sich der Zahnarzt gegenüber Vorschlägen zur Vermeidung des Vergiftungsrisikos.

Amalgam schädigt nach wenigen Jahren den Zahnhalteapparat irreversibel. Die antibiotische Wirkung des Amalgams führt nach einiger Zeit zur lokalen Züchtung von resistenten hochgefährlichen Bakterien und von Pilzen an der Wurzelspitze des amalgamgefüllten Zahns und seiner Nachbarn.

Amalgam wird nach und nach außer im Gehirn auch in vielen anderen Organen deponiert. Das führt zu einer allmählichen Empfindlichkeit gegen Chemikalien bis zur allgemeinen Chemikalienunverträglichkeit mit generalisierter Allergie – besonders heftige allergische Reaktionen lösen bereits geringste Mengen von Formaldehyd aus –, zu hochgradiger Infektanfälligkeit und schließlich auch Krebs.

Leitsymptome für eine chronische Amalgamvergiftung

- Allergien,
- Bauchschmerzen,
- Energielosigkeit,
- Kopfschmerzen,
- Schwindel und nachlassende physische Fähigkeiten.

Unspezifische Symptome

Je nachdem, in welchen Zahn Amalgam gefüllt wurde, sieht die Organstörung aus (→ Zahngifte). Amalgam im Oberkiefer verursacht mehr Nervenschäden, im Unterkiefer mehr Immunschäden.

Allergien

Allgemeine nervöse Störungen
Aussprache verwaschen
Bewegungskoordination gestört
Gesichtszuckungen
Impotenz
Reaktion verlangsamt
Schmerzempfindlichkeit
Schwindel
Stottern
Zittern (verstärkt beim Versuch, es zu unterdrücken)

Angstgefühle
Angst vor Neuem
Angst zu ersticken
Menschenscheu

Bandscheibenschäden

Bauch, Magen, Darm
Appetitlosigkeit (Magersucht)
Bauchschmerzen
Blähungen
Dickdarmgeschwüre
Durchfälle
Galleschmerzen

Befindlichkeitsstörungen
Antriebslosigkeit
Energielosigkeit
Ermüdung als Dauerzustand
Frösteln
Nervosität
Schlaflosigkeit
Schüchternheit
Schwächegefühl
Unentschlossenheit
Unruhe, innere

Blut
Anämie
Cholesterinspiegel hoch
Eisenmangel

Chemikalienunverträglichkeit

Elektrosensibilität

Empfindungs- und Wahrnehmungsstörungen
Gefühl, hinter einer Mattscheibe zu stehen
Gefühl, neben sich zu stehen
Gleichgewichtssinn gestört
Hörstörungen, Hörsturz
Metallgeschmack
Sehstörungen
Tastsinn gestört

Gedächtnisstörungen
Lernschwäche
Merkfähigkeit reduziert

Gewichtsverlust

Haarausfall

Hals, Nase, Ohren
Atemnot
Bronchitis
Hustenreiz
Nasennebenhöhlenentzündungen
Schnupfen hartnäckig

Herz und Kreislauf
Bluthochdruck
Herzrhythmusstörungen

Haut und Schleimhaut
Bläschen im Mund (Stomatitis)
Ekzeme
Mundschleimhaut kupferfarben
Neurodermitis
Pilzerkrankungen (Herpes, Candida) an Lippen und Genitalien
Schuppenflechte

Hypophysentumor

Immunschwäche

Kindsmißbildung

Leberschaden

Muskulatur
Krämpfe (Muskelzuckungen)
Muskelschwäche

Nierenschäden
Blasenschwäche
Nierenzysten

Psychische und Verhaltensstörungen
Aufbrausen
Blick für Wesentliches fehlt
Depression
Reizbarkeit
Schreckhaftigkeit
Selbstmordgefahr
Stimmungslabilität

Rheuma
Sonstige Schmerzerkrankungen
Gelenkschmerzen
Kreuzschmerzen
Meniskusschmerzen
Migräne
Sehnen-Bänder-Schmerzen
Trigeminusneuralgie

Speichelfluß

Unfruchtbarkeit

Urin, zuviel (Polyurie) oder zuwenig (Oligurie)

Zahnausfall

Zahnfleisch
Blauviolette Verfärbungen
Entzündungen
Zahnfleischtaschen (Paradontose)

Zittern

In schweren Fällen kann es zu Erblindung, Ertaubung, Gesichtslähmung und anderen Lähmungen, Hirnhautentzündung, Multipler Sklerose, Polyneuropathien und Wahnvorstellungen aller Art kommen. Als Spätfolgen können auftreten: Krebs, Osteoporose (besonders bei Rauchern), chronische Vergiftung durch → Formaldehyd, eventuell auch Alzheimer-Syndrom durch Aluminiumeinlagerung ins Gehirn (→ Aluminium).

Nach den Erfahrungen des Autors handelt es sich bei Amalgamvergiftungen in etwa 90 % der Fälle um reversible Organschäden; in ca. 10 % der Fälle sind die Organschäden irreversibel. Je höher der Anteil des organischen Quecksilbers ist, desto schwerere irreversible Vergiftungssymptome sind vorhanden. Ferner ist das Ausmaß der Schädigung abhängig von
- Größe, Liegedauer, Alter und Verarbeitung der Füllungen,
- dem Zink- und Selenhaushalt, der für die Entgiftung zuständig ist,
- Grund- und Begleiterkrankungen,
- früherer oder gegenwärtiger Schädigung durch andere Alltagsgifte in der Wohnung, am Arbeitsplatz oder aus der Umwelt.

Maßnahmen

- Nachweis in schweren Fällen durch Kernspintomogramm, besonders zu empfehlen für Zahnärzte und Zahnarzthelfer. Bei Amalgamträgern zeigen sich Metallablagerungen in den Alveolen der Zähne, im Kiefer, den Lippen, der Zunge, den Nasennebenhöhlen, den basalen Hirnbereichen und oft fleckförmig in der Großhirnrinde. Bei Zahnärzten bietet sich ein ähnliches Bild, nur gibt es in der Regel keine Ablagerungen im Zahnbereich, dafür aber – wie bei rein gewerblich durch das Einatmen von Quecksilberdämpfen Vergifteten – stärkere Ablagerungen in der Hypophyse, dem Kleinhirn und der Großhirnrinde. Dabei kommt die Anreicherung im Großhirn signifikant häufiger vor als bei den durch eingeatmete Quecksilberdämpfe Vergifteten.

- Giftnachweis im Abrieb an der Quelle durch den → Kaugummitest.
- Giftnachweis gewerblicher Amalgamvergiftung bei Zahnärzten und ihren Helfern durch Messung im Praxisstaub und zusätzlich in der Privatwohnung, die bei Verschleppung durch Kleidung oder Schuhe (Teppiche!) ebenso wie die Praxisräume dekontaminiert werden muß.
- Giftnachweis durch Mobilisierung der Depots durch den → DMPS- oder → DMSA-Test. Diese Tests, die auch Uralt-Speicherungen entgiften, müssen unbedingt durchgeführt werden bei schweren Nervenschäden (z. B.Lähmungen, Erblindung, Ertaubung) und Immunschäden (z. B. Glatzenbildung, Krebs, Aids). Bei Krebs und anderen Tumoren müssen Gewebeproben daraus auf die Amalgambestandteile Quecksilber, Zinn und Silber untersucht werden.

Maßnahmen vor der Sanierung

- Zur Feststellung des Metallspiegels ein weiches Panorama-Röntgenbild aller Zähne ohne Kaugelenk anfertigen lassen.
- Alle toten Zähne ziehen und toxikologisch untersuchen lassen.
- Weisheitszähne ziehen und Zahnsäckchen entfernen lassen.
- Amalgamgefüllte Zähne mit Wurzeleiterung ziehen (zuerst Oberkiefer, dann Unterkiefer) und schwermetallinfiltrierte Knochenpartien ausfräsen lassen. Anschließend muß die Höhlung zwei bis vier Wochen lang zur Untersuchung offengehalten werden (sehr wichtig!). Das geschieht am besten durch einen Gazestreifen mit Terracortril-Salbe.
- Unmittelbar vor der Sanierung wird eine Kapsel → DMPS oder → DMSA gegeben.

Sanierungsmaßnahmen

- Die zahnärztlichen Arbeiten bei der Amalgamsanierung müssen mit Kofferdamm (Gummischlitztuch), Mikromotor und Schnelläufer, starkem Staubsauger und Frischluftzufuhr über die Preßluftleitung oder Sauerstoffflasche und mit Brille zum Schutz vor Quecksilber-Zinn-Dämpfen durchgeführt werden. Der Bohrer darf kein Amalgam berühren, er schneidet unterhalb im Zahn.

- Nach der Amalgamausbohrung muß so lange ein Langzeitprovisorium, am besten aus Zement oder aus einem lichtgehärteten Kunststoff (z. B. Charisma der Firma *Kulzer*), eingesetzt werden, bis die Vergiftungssymptome sich wesentlich gebessert haben bzw. bis der Metallspiegel im Kiefer verschwunden ist.
- Neue Füllung (Brücke, Krone) erst nach vollständiger Entgiftung aus Galvanokeramik oder Charisma. Gold, auch bestes, palladiumfreies Material nie verwenden, wo vorher schon ein anderes Metall war.

Entgiftungsmaßnahmen
- Alle sechs Wochen eine Ampulle → DMPS (Unithiol) intravenös oder in den eiterherdfreien (!) Kiefer am Ort der stärksten Gifteinlagerung injizieren. Bei Nierenschwäche eine Kapsel → DMPS pro Woche auf nüchternen Magen.
- Bei toxischer Hirnschädigung hilft einzig und allein ein genereller Expositionsstopp für alle Gifte, die das Zentrale Nervensystem angreifen.

Amalgamersatz
Primär gut vertragene Materialien können bei Leiden, die durch Amalgam verursacht wurden, weiter schädigen:
- Gold hält Amalgam im Kieferknochen fest,
- Palladium potenziert die Amalgamwirkung,
- Indium, Gallium, Kupfer, Zinn u. a. Bestandteile von Spargold hemmen die Amalgamausscheidung,
- Aufbrennkeramik potenziert die Amalgamwirkung mit Aluminium,
- formaldehydhaltige Kunststoffe schädigen alle Patienten mit einem durch Amalgam gestörten Formaldehydabbau,
- feste Prothesen werden im Mund mit stark allergieauslösendem und krebserzeugendem Nickel-Chrom-Molybdän-Draht befestigt.

Als Alternative haben sich daher bei Schwerkranken nur die Entfernung aller erkrankten Zähne, ein Ausfräsen des Zahnhalses, Einlegen von Salbenstreifen zum Ausheilen der verunreinigten Wunde und Einpassen einer herausnehmbaren Prothese bewährt.

Recht
Zahnamalgame, kurz Amalgame, sind in Deutschland als Arzneimittel zugelassen. Aufgrund umfangreicher Untersuchungen hat der Autor Anfang 1989 den Nachweis erbracht, daß die vier toxisch relevantesten Komponenten durch Organspeicherung zu schweren, oft irreversiblen Vergiftungen führen können. Die Amalgamhersteller haben diese Beweise noch vor Veröffentlichung der detaillierten Fakten kursorisch beiseite geschoben und sich geweigert, die neuen Erkenntnisse in die Beipackzettel aufzunehmen. Es kann als sicher gelten, daß

- die giftigen Schwermetalle abhängig von der Anzahl der Amalgamfüllungen im Organismus gespeichert werden,
- im Tierversuch an trächtigen Schafen bzw. Affen eindeutig nachgewiesen wurde, daß Amalgamfüllungen in der Schwangerschaft entsprechend der Anzahl der Amalgamfüllungen zu einer beträchtlichen Quecksilberanreicherung in allen Organen führen,
- die Anzahl der Suppressor- und Helferzellen des Immunsystems durch Mobilisation beim Kauen deutlich verringert wird.

Bei nachgewiesener Vergiftung trägt die Haftpflichtversicherung des Arzneimittelherstellers, von dem das zuletzt verwendete Amalgam stammt, die Kosten der Sanierung, Entgiftung und Befriedigung eventuell geltend zu machender weiterer Schadensersatzansprüche. Pflichtkrankenkassen zahlen eine Vergiftungstherapie derzeit erfahrungsgemäß nur, wenn die Vergiftung zuvor privat nachgewiesen wurde.

Falls keine Vergiftung nachgewiesen ist, muß der Patient die Laboruntersuchung und teuere Alternativen selbst bezahlen.

Zahnärzte sind in der Regel gegen Amalgamschäden nicht über ihre Berufsgenossenschaft versichert. Die Berufsgenossenschaften erkennen die Vergiftungszusammenhänge in der Regel auch nicht an. Die Vergiftungsfolgen werden stets auf andere Erkrankungen geschoben, denn jede nicht anerkannte Erkrankung ist nicht existent.

Amalgam-Merksätze

- **Gesunde sollten jedes Amalgam entfernen lassen!**
- **Kranke können eine Amalgamvergiftung nachweisen durch Kieferpanorama-Röntgenbild, Kaugummitest, DMPS-Test (mit Spritze) auf Quecksilber und Zinn und durch die Untersuchung von Gewebeproben (Zähne und Tumoren) auf Quecksilber, Zinn und Silber. Entfernung ohne Schutz kann eine Multiple Sklerose auslösen.**
- **Bei der Sanierung tote Zähne ziehen und ausfräsen – Formaldehyd in toten Zähnen verstärkt Amalgam 100fach! Palladiumhaltiges Gold entfernen! Es ruft Nerven- und Immunschäden hervor! Langzeitprovisorium bis zur Besserung einsetzen!**
- **Zur Entgiftung wird das Gegengift DMPS alle sechs Wochen in die Vene gespritzt.
Bei Herden im Magnetfeldbild DMPS in den Kiefer spritzen.**
- **Strafanzeige wegen Körperverletzung gegen Unbekannt bei örtlicher Staatsanwaltschaft.**
- **Schadensersatzforderung (bis 500 000 DM) an die Herstellerfirma des verwendeten Amalgams.**

Anilin

Allgemeine Stoffbeschreibung

Anilin ist das einfachste der aromatischen Amine (→ Nitrosamine), bei Zimmertemperatur eine farblose, ölige Flüssigkeit mit schwachem Ammoniakgeruch. Andere Bezeichnungen für Anilin sind «Aminobenzol» bzw. «Aminobenzen», der systematische Name ist «Phenylamin».

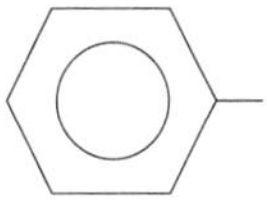

NH_2 Anilin

[Phenylrest] [Aminogruppe]

Anilin ist ein sehr wichtiges, in großen Mengen hergestelltes Vor- und Zwischenprodukt der chemischen Industrie für die Farbstoff- und Arzneimittelfabrikation. Für die Kunststoffindustrie wird Anilin zu Diisocyanaten (→ Isocyanate) weiterverarbeitet, die wiederum für die Herstellung von Polyurethanprodukten – Werkstoffe, Folien, Bindemittel in Farben, Lacken und Klebern usw. – gebraucht werden. Als Alltagsgift kommt Anilin vor allem in Steinkohleteeren, → Autoabgasen und → Tabakrauch vor.

Wirkung

Anilin ist ein starkes Blutgift, es bildet mit den roten Blutkörperchen Methämoglobin und lähmt dadurch die Atmungsfunktion des Bluts ähnlich wie Kohlenmonoxid: Die roten Blutkörperchen können keinen Sauerstoff mehr aufnehmen. Daneben greift es auch das Zentrale Nervensystem und das Herz an.

Nach der Gefahrstoffverordnung gehört Anilin wie → Benzol zu den sehr giftigen Stoffen. Es wird eine Giftklasse höher eingeordnet als Phenol (→ Phenole) und zwei höher als Methanol (→ Alkohole). Es kann über die Haut aufgenommen werden.

Chronische Vergiftungen mit Anilin beginnen, wie bei den meisten Alltagsgiften, mit «unspezifischen» Beschwerden:
- Appetitlosigkeit,
- Depressive Verstimmung,
- Magenbeschwerden,
- Müdigkeit,
- Schwäche,
- Schwindelgefühl.

Später kommt es neben der Verstärkung der Anfangssymptome zu Anämie und Herzbeschwerden. Im Tierversuch ruft Anilin auch Blutgefäßtumoren (Hämangiosarkome) und Tumoren der Milz hervor. In der MAK-Werte-Liste wird es unter «Stoffe mit begründetem Verdacht auf krebserzeugendes Potential» (MAK III B) eingeordnet.

Maßnahmen und Forderungen

Wie bei den Hauptquellen im Alltag, den → Autoabgasen und dem → Tabakrauch.

Aromaten → Kohlenwasserstoffe

Arsen

Allgemeine Stoffbeschreibung

Ein Halbmetall und Element aus der 5. Hauptgruppe des Periodischen Systems (chemisches Symbol As). Es kommt in Spuren überall in der Natur vor. Arsenmineralien sind z. B. Scherbenkobalt, Realgar, Auripigment, Cobaltin und Arsenopyrit (Arsenkies). Häufig ist Arsen auch in Gold-, Silber- und Kupfererzen vorhanden. Das sehr giftige Arsentrioxid (Arsenik – As_2O_3) spielt heute nur noch als industrielles Zwischenprodukt eine Rolle. Früher wurde es z. B. zur Konservierung von Fellen, als Glanzzusatz in der Galvanotechnik, zur Abtötung der Zahnpulpa (des «Nervs» im Zahn) und zur Produktion von Pflanzenschutzmitteln (Calciumarsenid) oder Salvarsan-Medikamenten (Arsenobenzol-Verbindungen) benutzt. Das Wasser arsenhaltiger Quellen oder die arsenhaltige «Fowler'sche Lösung» wurden oft von Ärzten bei Hautkrankheiten zur Einnahme verschrieben.

Heute dürfen arsenhaltige Pflanzenschutzmittel nirgends mehr verwendet werden. In einigen Ländern werden aber noch Produkte zur Entlaubung von Baumwollpflanzen vor der Ernte eingesetzt, die Natriumarsenid oder Methylarsonsäure enthalten.

Bedeutende Mengen an Arsen und Arsenverbindungen wurden in der jüngeren Vergangenheit vor allem durch Erzverhüttung in die Umwelt freigesetzt. Gegenwärtig gelangt Arsen vor allem durch Müll- und Kohleverbrennung in die Umwelt.

Arsen ist in Spuren in der Atemluft (einige Nanogramm pro Kubikmeter), im Trinkwasser (erlaubt sind bis zu 40 µg/l) und in allen Nahrungsmitteln enthalten – in Pflanzen fast immer nur in geringen Konzentrationen, lediglich in den Schalen von Kartoffeln, Karotten und Roten Rüben und in Auberginen kommen Konzentrationen bis 20 mg/kg Trockenmasse vor. Seefische können dagegen bis zu knapp 190 mg/kg Trockensubstanz enthalten.

Wirkung

Arsen und Arsenverbindungen sind Ätz-, Kapillar- und Zellgifte. Sie wirken erbgutverändernd, krebserregend und können Kindsmißbildungen hervorrufen. Blei potenziert die Wirkung, Zink und Selen wirken als Gegenspieler.

Gespeichert wird Arsen vor allem in Haaren, Nägeln und in der Haut, in geringerem Umfang auch in Muskeln und Knochen. Bei älteren Patienten mit toten Zähnen können sich aufgrund der früher üblichen zahnärztlichen Verwendung von Arsentrioxid Depots im Kieferknochen befinden.

Ein besonders hohes Risiko tragen Arbeiter in Metallschmelzbetrieben durch Einatmung arsenhaltiger Dämpfe und Stäube, die prozeßbedingt gegeben sind.

Leitsymptome einer chronischen Arsenvergiftung

- Starke Hornhautbildungen bis zu einem halben Zentimeter Dicke, besonders an den Innenflächen von Händen und Füßen (Hyperkeratose), oft in Verbindung mit schmerzhaften Rißbildungen,
- «Arsenwarzen»: etwa hirsekorngroße, abgegrenzte Verhornungen der Haut,
- Arsenmelanose: kleine, schmutzig graubraune Flecken, besonders an Augenlidern, Schläfen, Nacken, Brustwarzen und Achselhöhlen; in schweren Fällen am ganzen Körper,
- «Mees'sche Bänder»: weißgraue, scharf abgegrenzte Querstreifen auf den Nägeln und starke Brüchigkeit der Nägel,
- Arsenpolyneuritis; sie äußert sich zunächst in Sensibilitätsstörungen wie z. B. Kribbeln oder Gefühllosigkeit in den Beinen, dann auch in den Armen und schreitet zur Körpermitte hin fort; später starke Schmerzen, Lähmungen, Krämpfe und Muskelschwund.

Unspezifische Symptome

Die chronische Vergiftung beginnt schleichend mit einer Vielzahl meist «unspezifischer» Symptome, so daß viele Vergiftete nicht sofort Arsen als Schädigungsursache erkennen und nur die Symptome zu kurieren versuchen. Unspezifische Symptome sind:

Appetitlosigkeit
Bronchitis
Durchfall
gelegentliches Erbrechen
Gewichtsabnahme
Haarausfall
Magenschleimhautentzündung
Schwellungen an Augenlidern und Knöcheln
übermäßiges Schwitzen (Hyperhidrose)
Verstopfung

Langzeitfolgen

Anämie

Durchblutungsstörungen

Gehirnhautentzündung
mit Kopfschmerzen, Fieber, Krämpfen, Delirium, Koma

Haut und Schleimhaut
Bindehautentzündung
Ekzeme
Entzündungen der Kehlkopf-, Mund-, Nasen- und Rachenschleimhaut und als Folge davon Heiserkeit, Husten, Katarrh
Entzündungen der Nasenscheidewand bis zur Zerstörung
Entzündungen der Vagina und des Rektums
Geschwüre
«Hüttenkrätze» (gangränartige Geschwüre)

Leberschäden

Wahrnehmungsstörungen
Farbensehen
Geruchs- und Geschmackssinn gestört
Metallgeschmack

Spätfolgen sind Gangrän der Beine und Arme, Leberzirrhose und Krebs, hauptsächlich Haut-, Leber- und Bronchialkrebs, aber auch Blasen-, Darm-, Lungen- und Nierenkrebs.

Maßnahmen
- Nachweis der Vergiftungsquellen durch Analyse des Hausstaubs.
- Nachweis von Arsen in Nägeln und Haaren.
- Nachweis der Arsendepots im Körper durch Mobilisation mit dem → DMPS-Test.

Entgiftung durch DMPS-, Selen- und Zinkgaben bei sofortigem Expositionsstopp.

Asbest

Allgemeine Stoffbeschreibung
Asbest ist der Sammelname für eine ganze Anzahl von faserigen Silikatmineralien wie Amosit, Antophyllit, Aktinolith, Chrysotil, Krokydolith u. a. Asbeste sind sehr hitzebeständig und unempfindlich gegen fast alle Chemikalien, Säuren und Laugen. Die Fasern können versponnen werden. Verarbeitet wurde Asbest zu einer Vielzahl von Produkten: Feuerfeste Kleidung, Bremsbeläge, Wärmedämmstoffe, Dichtungsmaterialien, Faserzemente für Brandschutzputze und schlagfeste, aber sehr leichte Rohre und Platten aus Faserzement, feuerfeste Wandverkleidungen, leichte, unempfindliche und feuerfeste Dachdeckungen. Die wichtigsten Verarbeiter waren Bauindustrie, Fahrzeug- und

Schiffsbau. Verarbeitet wurden hauptsächlich Chrysotil («Weißasbest» – 94 % der verwendeten Asbeste) und Krokydolith («Blauasbest»).

Obwohl seit den 30er Jahren sicher bekannt war, daß Asbeststaub Krebs erzeugt, wurden die Verarbeitung von Asbest und die Anwendung von Asbestprodukten erst Ende der 80er Jahre verboten. Inzwischen bereitet die Sanierung asbeststaubverseuchter Gebäude hohe Kosten, die bei öffentlichen Gebäuden von den Bürgern getragen werden. Die mit der Sanierung beauftragten Arbeiter werden einem besonders hohen Krebsrisiko ausgesetzt.

Wirkung

Weißasbest zerfasert besonders leicht. Die Fasern haben meist weniger als 1µ Durchmesser. Krokydolith bildet die gefährlichsten Asbestfasern. Sie spalten sich besonders leicht der Länge nach auf; dadurch entstehen Feinstfasern mit bis zu 1000fach geringerem Durchmesser als bei den vielfach als Asbestersatz eingesetzten künstlichen → Mineralfasern.

Das krebserzeugende Potential der Asbestfasern hängt von der Form der Fasern ab: Bei einem Durchmesser von 1µ und weniger und einer Länge von 5µ und mehr erzeugen sie mit Sicherheit Krebs. Das krebserzeugende Potential nimmt zu, je dünner und länger die Fasern sind und je länger sie sich im menschlichen Gewebe befinden.

Im Asbeststaub sind die meisten Fasern dünner als 1µ und zwischen 5 und 100µ lang. Sie haken sich im Körpergewebe fest oder können auch durch den Körper wandern, z. B. von der Lunge ins Bauchfell. Da sie gegen chemische Einflüsse sehr unempfindlich sind, können die Körperflüssigkeiten sie nicht auflösen und damit unschädlich machen.

Kinder sind besonders stark durch Asbeststäube gefährdet, da sie noch eine lange Lebenszeit vor sich haben und die von Asbest hervorgerufenen Krebsarten sich oft erst nach 50 Jahren ausbilden. Dabei handelt es sich vor allem um Krebs der Atmungsorgane, des Brust- und Bauchraums: Das Mesotheliom, ein Krebs des Rippen- oder Bauchfells, wird fast ausschließlich von Asbest hervorgerufen.

Das Risiko, durch Asbest Krebs zu bekommen, ist bei Nichtrauchern, die Asbeststaub ausgesetzt waren, 5fach erhöht – bei Rauchern 50fach. Eine zusätzliche, leicht erhöhte Radonbelastung (→ Radon) erhöht das Risiko für den Raucher noch einmal beträchtlich und verkürzt die Latenzzeit bis zum Ausbruch einer Krebserkrankung.

Maßnahmen

- Nachweis durch Messungen in der Raumluft und im Hausstaub.
- Die Sanierungsmaßnahmen und der begleitende Gesundheitsschutz werden im Arbeitsschutz-, Bauaufsichts-, Immissionsschutz- und Abfallrecht geregelt.

Autoabgase

Allgemeine Stoffbeschreibung

Die Abgase von Verbrennungsmotoren sind ein Gemisch einiger hundert Substanzen, die fast alle für sich genommen schon hochgradig schädlich auf Menschen, Tiere, Pflanzen und die gesamte Umwelt wirken – selbst Steine werden zerstört. Abhängig vom Motortyp und von der Kraftstoffart ist dieser Giftcocktail unterschiedlich zusammengesetzt (→ Benzine und Dieselkraftstoff).

Bleifreies Benzin enthält bis zu 50 % Aromaten: → Benzol (bis maximal 5 %), Ethylbenzol, Isopropylbenzol, Toluol und die verschiedenen Xylole. Verbleites Benzin enthält etwas weniger Aromaten, dafür aber Bleitetramethyl und Bleiteraethyl (→ Blei) und zur Verhinderung von Bleiablagerungen im Motor die «Scavenger» 1,2-Dibromethan und 1,2-Dichlorethan.

Dieselkraftstoff enthält vor allem längerkettige Alkane (→ Kohlenwasserstoffe) und kaum Aromaten.

In den Abgasen werden daraus vor allem bei

Ottomotoren ohne Katalysator
Aldehyde
Benzol, Phenole und andere einfache Aromaten
Cyanide
Kohlenmonoxid
NO_x («Nitrose Gase»)
SO_x (Schwefeloxide)
PAK

Ottomotoren, die mit verbleitem Benzin betrieben werden, zusätzlich
Blei und organische Bleiverbindungen
Methylbromid
bromierte bzw. chlorierte Dioxine und Furane

Ottomotoren mit Katalysator
Ammoniak
Palladium
Platin
Schwefelwasserstoff
die übrigen Schadstoffe aus Ottomotoren in mehr oder weniger reduzierter Menge

Dieselmotoren
Aldehyde
PAK
Rußpartikel

Dazu kommen große Mengen an Kohlendioxid, die weder durch Filter noch durch Katalysatoren zurückzuhalten sind. Sie schädigen Menschen und Umwelt mittelbar, indem sie zur globalen Erwärmung durch den Treibhauseffekt beitragen.

In der Bundesrepublik Deutschland ist die Verkehrsdichte besonders hoch: Hier sind knapp 10 Prozent aller Autos der Welt zugelassen – der starke Transitverkehr kommt hinzu.

Autoabgase	
Name	*Charakteristische Wirkungen*
Aldehyde	Reizgifte: hauptsächlich Schleimhautreizungen, Bronchitis, in schweren Fällen Lungenödeme / Krebsgefahr
Ammoniak	Reizgift
Aromaten (Benzol, Phenole, Anilin u. a.)	Krebs, Schäden der Blutbildung, Leber-, Nieren-, Hirn- und Nervenschäden
Bromierte und chlorierte Dioxine und Furane	Krebs, Schäden der Blutbildung, Leber-, Nieren-, Hirn- und Nervenschäden
Cyanide	Krebs, Schäden der Blutbildung, Leber-, Nieren-, Hirn- und Nervenschäden
Kohlenmonoxid	Schäden der Blutbildung, Hirn- und Nervenschäden
Methylbromid (Brommethan)	Hirn- und Nervenschäden, darunter auch epileptische Anfallsleiden und Charakterveränderungen, Lungenschäden, Krebs (MAK III B), Aufnahme durch die Haut
Nitrose Gase (Stickoxide)	Reizgifte: hauptsächlich Schleimhautreizungen, Bronchitis, in schweren Fälle Lungenödeme
PAK	Krebs («Pyrolyseprodukte aus organischen Materialien» MAK III A1 und A2)
Palladium	Allergien, Hirn- und Nervenschäden
Platin	Allergien, Hirn- und Nervenschäden
Ruß	Krebs («Pyrolyseprodukte aus organischen Materialien» MAK III A1 und A2)
Schwefeloxide	Reizgifte: Schleimhautentzündungen, schmerzhafte Bindehautentzündung, Bronchitis, in schweren Fällen Lungenödeme
Schwefelwasserstoff	Reizgift: Schleimhautentzündungen, schmerzhafte Bindehautentzündung, Bronchitis, in schweren Fällen Lungenödeme, Dauerschäden des Herzens und des Nervensystems möglich

Wirkung

Da die Hunderte von Giftkomponenten im Abgas miteinander auf die unterschiedlichste Weise wechselwirken, ist es unmöglich, genau vorherzusagen, welche Schadwirkungen im einzelnen von diesen Gemischen hervorgerufen werden. Jedenfalls greifen sie stets das Nerven- und Immunsystem an.

Wer an oder in der Nähe einer verkehrsreichen Straße oder einer vielbefahrenen Autobahn wohnt, ist besonders gefährdet. Noch bis zu 400 Meter neben Autobahnen treten Giftkonzentrationen auf, die nicht nur für Kinder und Alte, Schwangere, Allergiker, Immun- und Nervenkranke gefährlich sind. Sie allerdings sind immer, so auch hier, am stärksten betroffen.

Mit Sicherheit sind die Autoabgase Ursache vieler, heute immer mehr zunehmender chronischer Vergiftungen und eines steigenden Krebsrisikos in der Bevölkerung ganz allgemein.

Nach Einschätzung von Experten im Länderausschuß für Immissionsschutz (LAI) gehen 80 % aller durch Luftschadstoffe hervorgerufenen Krebsfälle bei Menschen – das sind 4000 Betroffene pro Jahr – auf Benzol und Dieselruß zurück. Die Konzentrationen allein dieser beiden Schadstoffe wurden in Autos mit Werten bis 300 $\mu g/m^3$ Luft gemessen. Etwa so hoch dürfte auch die Schadstoffkonzentration in Nasenhöhe von Kindern oder von Säuglingen in Kinderwagen an einer verkehrsreichen Straße sein. In Ballungsräumen liegt die Grundbelastung durch Dieselruß und Benzol bei 15 $\mu g/m^3$.

Die Tabelle auf Seite 59 bietet eine Übersicht über die wichtigsten Wirkungscharakeristika der in Autoabgasen hauptsächlich vorkommenden Stoffgruppen. Fast alle Bestandteile der Autoabgase werden entweder durch Sonneneinstrahlung direkt in die aggressiven Photooxidantien des → Sommersmogs umgewandelt oder verstärken – wie z. B. die nitrosen Gase – die Bildung des bodennahen → Ozons. Besonders betroffen sind Gebiete mit Inversionswetterlagen.

Maßnahmen

- Nachweis von Blei, Platin, Palladium, Benzol usw. im Hausstaub von Anliegern oder im Auto bzw. Kohletest für Benzol und Aromaten.
- Nachweis in Tumoren, Knochenmark, Zahnhälsen.
- Nachweis von Blei und Palladium durch Mobilisation der Körperdepots mit dem → DMPS-Test.
- Nachweis von Benzol und anderen flüchtigen Stoffen im Blut.
- Entgiftung der Metalldepots durch → DMPS, der Aromaten mit Paraffinöl bei Nulldiät. Eine Entgiftung durch Expositionsstopp ist kaum möglich, da hierzulande die Autoabgase überall hinreichen, wo man wohnen kann.

Forderungen

- **Autofreie Städte und Dörfer (einige Urlaubs- und Kurorte gehen bereits mit gutem Beispiel voran)!**
- **Kommunale Elektrofahrzeuge (Versuche mit Bussen und Taxis gibt es bereits)!**
- **Verzicht auf sogenannten Motorsport!**
- **Verbot von Ottomotoren ohne geregelten Drei-Wege-Katalysator!**
- **Fahrverbot von mindestens drei Tagen für den Privatverkehr bei Überschreiten einer Benzolkonzentration von 10 µg/m^3!**

Benzine und Dieselkraftstoff

Allgemeine Stoffbeschreibung

«Benzin» ist eine Sammelbezeichnung für sehr unterschiedliche Gemische mehr oder weniger leichtflüchtiger, aus Erdöl gewonnener → Kohlenwasserstoffe. In der Regel handelt es sich um Alkane (→ Kohlenwasserstoffe) von unterschiedlicher Kettenlänge. Die einzelnen Benzinarten, wie Rohbenzin, Naphta, Siedegrenzenbenzin, Testbenzin, Waschbenzin oder «Terpentinersatz», unterscheiden sich hauptsächlich in der Flüchtigkeit. Der Siedebereich der leichtflüchtigsten Benzine – Gemische aus Pentan, Hexan, Heptan – beginnt bereits bei Raumtemperatur, die Obergrenze der schwerflüchtigeren liegt bei ca. 220 °C, der Siedebereich von Testbenzin z. B. zwischen 130 °C und 220 °C.

Diese Benzine sind wichtige Zwischenprodukte in der chemischen Industrie; Alltagsgifte sind sie besonders als → Lösemittel oder Bestandteile von Lösemittelgemischen. Sie enthalten in der Regel keine Aromaten, allenfalls weniger als 1 % (Benzol weniger als 0,1 %) als Verunreinigungen. Kosmetisch und pharmazeutisch, z. B. zum Säubern von Wunden, genutzte Benzine sind immer aromatenfrei.

Die «Benzin» genannten Vergaserkraftstoffe dagegen bestehen hauptsächlich aus Iso- und Cycloalkanen sowie Aromaten (→ Kohlenwasserstoffe), von denen auch der typische süßliche «Benzingeruch» herrührt. Solche Verbindungen sind sehr viel klopffester als geradkettige Alkane. Zur Umwandlung der geradkettigen Alkane in den ursprünglichen Benzinen in verzweigte Iso- oder ringförmige Cyclo-Verbindungen und Aromaten ist ein zusätzlicher, energieaufwendiger Arbeitsgang, das «Reformieren», nötig. Deshalb ist Benzin teurer als Dieselöl. Klopffestigkeit wird auch durch Zusätze von Bleiverbindungen wie Tetramethylblei oder Tetraethylblei (→ Blei) erreicht. Dann müssen dem Benzin aber auch sogenannte Scavenger zugesetzt werden, die Bleiablagerungen im Motor verhindern. Meistens handelt es sich dabei um 1,2-Dibromethan, seltener 1,2-Dichlorethan, beides nachweislich im Tierversuch krebserzeugende Substanzen. Dibromethan kann auch durch die Haut aufgenommen werden.

Im Verbrennungsprozeß entsteht daraus außer bromierten und chlorierten → Dioxinen und Furanen auch Methylbromid (Brommethan), das die Ozonschutzschicht in der oberen Stratosphäre ebenso stark zerstört wie die FCKW.

Derzeit beträgt der Aromatenanteil in Benzin-Kraftstoffen je nach Sorte bis zu 50 %, und etwa die Hälfte des Benzols in den Autoabgasen stammt aus ihrer unvollständigen Verbrennung. Das Umweltbundesamt drängt deshalb seit langem auf eine Reduzierung des Aromatenanteils auf maximal 25 %, was durch wenige Änderungen an den Reformierungsanlagen auch leicht möglich wäre.

Dieselkraftstoff (ähnlich auch leichtes Heizöl) ist ein Gemisch aus Kohlenwasserstoffen, hauptsächlich längerkettigen Alkanen. Es ist deswegen weniger leichtflüchtig, sein Siedebereich liegt zwischen 170 °C und 360 °C.

Wirkung

Alle Benzine und Dieselkraftstoff greifen das Periphere und Zentrale Nervensystem an, wirken auf Herz und Kreislauf und schädigen die Lunge.

Die Wirkungen der Lösemittelbenzine entsprechen den Wirkungen ihrer Bestandteile Pentan, Hexan, Heptan, Oktan (→ Lösemittel). Zeichen chronischer Vergiftung durch solche Benzine sind z. B.:

- Allergien,
- Gedächtnisstörungen,
- Kopfschmerzen,
- Lähmungen,
- Muskelschwund,
- Muskelstreckschwäche,
- Schlafstörungen,
- Störungen der Tast- und Temperaturemfindungen in Händen und Füßen.

Kraftstoffbenzine können ihrer viel giftigeren Inhaltsstoffe wegen außerdem Krebs der Bauchspeicheldrüse, der Harnblase und Lymphome verursachen. Das Einatmen von Benzindämpfen beim Tanken ist seit Jahren als gesundheitsschädlich bekannt, doch sind Tanksysteme, bei denen der Kraftstoff nicht mit der Atemluft in Berührung kommt, bislang noch die Ausnahme (→ Benzol).

Dieselkraftstoffe schädigen hauptsächlich die Lunge.

Maßnahmen

- Nachweis im Hausstaub und durch Kohlesammler in der Raumluft.
- Nachweis durch Mobilisation der Depots im Körper nach dreitägiger Nulldiät mit dem Kohle-Paraffinöl-Test.
- Eventuell Nachweis in Fettgeschwülsten.
- Bei langjähriger Einatmung von Benzinen auch Nachweis in der Zahnwurzel.

Entgiftungsmaßnahmen

- Sofortiger Expositionsstopp.
- Autofahren möglichst meiden.
- Lösemittelhaltige Produkte meiden.
- Alkohol in jeder Form meiden.
- Aktive Entgiftung durch Nulldiät mit Kohle- und/oder Paraffinölgaben.

Benzol

Allgemeine Stoffbeschreibung

Benzol (chemische Formel C_6H_6) ist der einfachste aromatische → Kohlenwasserstoff und einer der wichtigsten Rohstoffe der chemischen Industrie. Bis zum Ende des 19. Jahrhunderts nannte man das Benzol gewöhnlich «Phen». Daher stammt der Name → «Phenole» für bestimmte «alkoholartige», von Benzol abgeleitete Verbindungen. Natürlich kommt Benzol im Erdöl vor. In Spuren ist es überall in der Umwelt vorhanden.

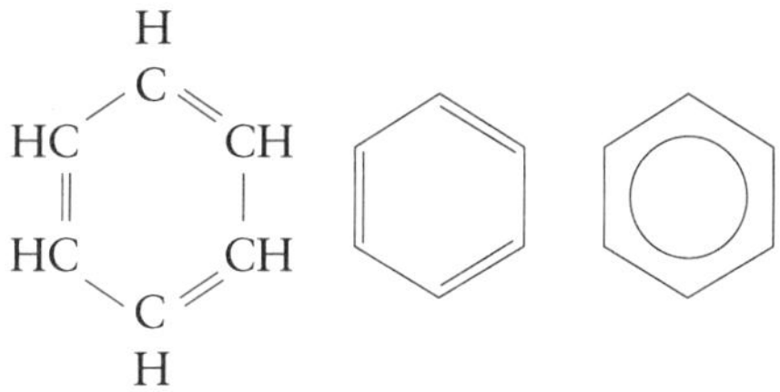

Benzol übliche Schreibweisen

Benzol entsteht überall, wo organisches Material unter Luftabschluß zersetzt, aber auch wo es verbrannt wird, im Holz- oder Kohlenfeuer des offenen Kamins oder der Flamme des Ölbrenners ebenso wie in der glimmenden Zigarette und im Waldbrand.

Die wichtigste Quelle aber ist der Straßenverkehr. Allein vom westdeutschen Straßenverkehr wurden 1993 insgesamt 46 300 Tonnen Benzol durch unvollständige Verbrennung freigesetzt. Industrie und Gewerbe trugen 2400 Tonnen bei, und durch Lagerung, Umschlag und Transport von Benzin kamen noch einmal 1200 Tonnen dazu.

Im Alltag werden die stärksten Benzolkonzentrationen beim Auftanken des Autos eingeatmet. Seit 1.1.93 sind bei großen Tankstellen zur Reduzierung der Benzindämpfe Saugrüssel gesetzlich vorgeschrieben; allerdings gelten je nach Größe der Tankstellen Übergangsfristen zwischen drei und fünf Jahren. Benzolkonzentrationen an Tankstellen ohne Saugrüssel wurden mit bis zu 3000 µg/m^3 Luft gemessen.

Statt des vergleichsweise ineffektiven Saugrüsselgesetzes würde die gesetzlich erzwungene Verringerung von Benzol und anderen Aromaten im Benzin nach dem in Amerika seit Jahren geltenden Standard sehr viel mehr bringen: Hierzulande sind immer noch 5 % Benzol erlaubt (tatsächlich enthalten sind ca. 3 %), in den USA dagegen maximal nur 1 %. Allerdings wird auch benzolarmes oder gar benzolfreies «Ökobenzin» das Problem nicht lösen, denn die Motoren produzieren aus den Kohlenwasserstoffen und sonstigen Chemikalien im Brennraum unter vielen anderen Schadstoffen auch wieder Benzol.

In Ballungsgebieten ist die Belastung von Mensch und Umwelt durch Benzol besonders hoch. Spitzenwerte werden an den Hauptverkehrsstraßen und an vielbefahrenen Straßen der Innenstädte mit häufigen Verkehrsstaus oder Stop-and-go-Situationen gemessen. In den Wintermonaten werden die höchsten Spitzenwerte erreicht. Dabei spielt offenbar auch der Rückgang des Anteils an harter Strahlung im Wintersonnenlicht, die die Benzolmoleküle «knacken» könnte, eine Rolle.

In einem der Umweltmeßprogramme für die Münchner Innenstadt ergaben sich Jahresmittelwerte zwischen 24 und 30 Mikrogramm Benzol pro Kubikmeter Luft. Das bedeutet: In den Wintermonaten dürften Spitzenwerte erreicht werden, die die Jahresmittelwerte um ein Mehrfaches überschreiten. Gemessen wird jeweils in Nasenhöhe eines Erwachsenen. Da Benzol aber schwerer ist als Luft, ist auch seine Konzentration in Nasenhöhe von Kindern erheblich höher. Nach einer Untersuchung des Düsseldorfer *Instituts für Umwelthygiene* haben Kinder aus Großstädten bis zu 70 % mehr Benzol und seine Abbauprodukte im Blut als Kinder aus verkehrsarmen Gegenden.

Wirkung

Benzol wirkt beim Einatmen am gefährlichsten; es kann aber auch durch die Haut aufgenommen werden. Gespeichert wird es vor allem im Fettgewebe, im Knochenmark und im Gehirn.

Es schädigt das Knochenmark, verändert die Blutgerinnungsfähigkeit und zerstört die Kapillarwände. Langfristig greift es das Immunsystem an, wirkt erbgutschädigend und löst Leukämie aus.

Maßnahmen

Wie → Benzine und Dieselkraftstoff, → Autoabgase.

Blei

Allgemeine Stoffbeschreibung

Blei (chemisches Symbol Pb für Plumbum) ist eines der ältesten Gebrauchsmetalle. Es ist weich, dehnbahr, schmilzt bei relativ geringen Temperaturen, läßt sich mit einfachen Mitteln bearbeiten und ist sehr korrosionsfest. Wasserleitungen aus Bleirohren sind absolut dicht, und es gab sie bereits in der Antike. Farbige Bleiverbindungen, besonders Bleiweiß (Blei[II]carbonat), wurden als Schminken und Malfarben benutzt. Für Buchmalereien war das rote Blei(II,IV)oxid so wichtig, daß man sie geradezu nach diesem Pigment, der Mennige, «Miniaturen» nannte.

Reiche Römer bewahrten Speisen und Wein in Gefäßen aus Bleilegierungen auf, weil die Vorräte darin nicht verdarben. Die römischen Wasserleitungen waren aus Blei. Manche Historiker sehen denn auch die Degeneration der römischen Führungsschicht durch chronische Bleivergiftung als wesentlichen Grund für den Untergang des römischen Weltreichs an. In Berlin sind heute noch 30 Prozent der Wasserleitungen aus Blei.

Heute werden Blei und Bleiverbindungen hauptsächlich zur Herstellung von Akkumulatoren, Munition (Bleischrot), Mennige und für Strahlenschutzausrüstungen in Röntgenologie, Atomwirtschaft und Forschung verwendet.

Geringere Bleianteile sind auch in Zinngeschirr enthalten. Man sollte es deshalb nur zu Dekorationszwecken benutzen und nicht davon essen oder aus Zinnbechern trinken. In Glasuren und Gläsern («Bleikristall») verzichtet man heute im allgemeinen auf Blei. Bleipigmente, außer Mennige, werden fast nur noch für spezielle Zwecke, wie z. B. Restaurationen von Kunstwerken, benutzt.

Bis in die 80er Jahre gehörten die bleiverarbeitenden Betriebe, besonders die Akkumulatorenhersteller, zu den wichtigsten Belastungsquellen. Heute sind die wichtigsten Alltagsquellen der Bleibelastung die verbleiten Benzine und ihre Verbrennungsprodukte, weit vor den Belastungen durch Müllverbrennung und bleiverarbeitende Betriebe. Verbleites Benzin für Automotoren enthält zwischen 0,2 und 0,6 % eines Gemischs aus Tetraethylblei (TEL, englisch *Tetra-Ethylic Lead*) und Tetramethylblei (TML, *Tetra-Methylic Lead*); im sogenannten Motorsport werden Benzine verwendet, die wie Flugbenzin 1,2 bis 1,5 % TEL und TML enthalten. Im Verbrennungsprozeß wird daraus Bleioxid, das sich im Zylinder festsetzt und den Motor zerstört.

Das sollen die bromierten und chlorierten Scavenger (→ Benzine und Dieselkraftstoff) verhindern, indem sie das Bleioxid in die flüchtigeren Verbindungen Bleibromid ($PbBr_2$) und Bleichlorid ($PbCl_2$) umwandeln, die dann mit den Autoabgasen in die Umwelt verfrachtet werden.

Wirkung

Blei ist ein starkes Blut-, Nerven- und Nierengift. Bereits geringste Spuren führen bei ständiger Aufnahme zur Beeinträchtigung der Blutbildung und zu Schädigungen des Nervensystems. Besonders gefährlich wirkt das Einatmen bleihaltiger Stäube und Dämpfe, wie sie überall in der Nähe verkehrsreicher Straßen vorhanden sind.

Blei reichert sich überall im Körper an, besonders in Leber, Nieren, im Knochenmark, in den Knochen und Zähnen, bei Kindern auch in Milchzähnen; Bleialkyle wie TEL unhd TML besonders im Fettgewebe und im Gehirn.

Krankheitszeichen treten bereits bei Konzentrationen von 1 µg/ml im Blut auf, das entspricht 0,1 µg/ml im Urin. Diese Blutkonzentration wird erreicht, wenn man acht Stunden lang einer Konzentration von 0,1 mg/m^3 (das ist der MAK-Wert von Blei) in der Atemluft ausgesetzt war.

Schwangere reagieren erheblich empfindlicher. Außerdem überwindet Blei die Plazentaschranke, so daß bereits der Embryo geschädigt wird. Schon bei einer geringfügig erscheinenden Konzentration von 70 µg/l bzw. 0,07 µg/ml in der Muttermilch wird die frühkindliche Hirnentwicklung beeinträchtigt.

Symptome

Anzeichen einer chronischen Bleivergiftung sind eine Reihe von «unspezifischen» Symptomen, Befindlichkeits-, Wahrnehmungs- und Verhaltensstörungen:

Befindlichkeitsstörungen
Angstgefühl
Appetitlosigkeit
Gelenkschmerzen
Gewichtsabnahme
Herzbeklemmung
Kollapsneigung
Merkschwäche
Müdigkeit
Muskelschmerzen
Muskelstreckschwäche
Nervosität
Schlaflosigkeit
Schwächegefühl
Schwindel
Übelkeit
Zittern

Epileptische Anfälle («Grand-mal-Anfälle») bei Kindern

Impotenz bei Männern

Magen und Darm
Blähungen
Koliken
Verstopfungen

Monatsblutung bei Frauen bleibt aus

Wahrnehmungs- und Verhaltensstörungen
Gefühllosigkeit oder Kribbeln in Armen und Beinen
Psychische Veränderungen

Klinisch feststellbare Symptome bei Patienten mit einer chronischen Bleivergiftung sind:

Abort oder Fruchtschädigung bei Schwangeren
Amblyopathia saturnina (eine besondere, durch Blei hervorgerufene Störung des Sehvermögens bis zur Blindheit)
Anämie
Bleikoliken
Bleikolorit (eine graugelbe Verfärbung besonders der Gesichtshaut)
Blutdruck erhöht
Ikterus (eine nichtinfektiöse «Gelbsucht»)
Knochenmarkschädigung
Knochenveränderungen im Röntgenbild erkennbar
Leberschäden
Nierenschäden
Sterilität bei Männern
Zwölffingerdarmgeschwüre

In schweren Fällen verstärken sich die vom Einwirken des Bleis auf das Nervensystem hervorgerufenen Befindlichkeits-, Wahrnehmungs- und Verhaltensstörungen erheblich.

Hirnstörungen bei Erwachsenen als Folge einer chronischen Bleivergiftung (Encephalopathia saturnina) können zu schweren Krämpfen, Erregungszuständen und massiven Depressionen führen. In besonders schweren Fällen kommt es zu bleibenden Hirnschäden mit Parkinsonismus bis hin zur völligen Verblödung.

Bleiencephalopathie bei Kindern ist im Anfangsstadium besonders schwer zu erkennen. Sie äußert sich zunächst in langem Schlafen, Spielunlust, Reizbarkeit, häufigem Weinen, Klagen über Bauchschmerzen, in Durchfall und Erbrechen. Wenn es zu Krampfanfällen kommt, ist die Vergiftung meist schon weit fortgeschritten. Als Dauerschäden bleiben Lähmungen und Intelligenzminderung, in 20 % der Fälle schwere Gedächnisstörungen.

Schon verhältnismäßig geringe Bleibelastungen fördern die Entstehung von Krebs. Bei Kindern, die schon vor der Geburt durch Blei geschädigt wurden, befällt er vor allem das Gehirn, sonst vor allem die Nieren.

Maßnahmen

- Nachweis im Hausstaub.
- Nachweis im Blut und im Urin.
- Nachweis durch Mobilisation der Depots mit dem DMPS-Test.
- In schweren Fällen Nachweis von Ablagerungen im Knochenmark und in Zahnwurzeln.
- Entgiftung durch sofortigen Expositionsstopp, Behandlung mit → DMPS und nach Bedarf mit Vitamin B_1, Magnesium oder Zink.

Forderungen

Da die wichtigste Schädigungsquelle auch in diesem Fall die Autoabgase sind, gelten hier dieselben Forderungen (→ Autoabgase). Im übrigen sind zu fordern:
- **Vollständige Bodensanierung aller älteren Standorte bleiverarbeitender Betriebe.**
- **Vollständige Bodensanierung aller Sportschützenanlagen und militärischen Übungsgelände, wo bleihaltige Munition verschossen wurde!**
- **Verbot bleihaltiger Munition für Sport und Jagd!**
- **Austausch aller noch vorhandenen Wasserrohre aus Blei!**

Cadmium

Allgemeine Stoffbeschreibung

Cadmium (chemisches Symbol Cd) fällt hauptsächlich als Nebenprodukt bei der Zinkverhüttung an. Bis vor nicht allzu langer Zeit wurde es bei der Herstellung zahlreicher Alltagsprodukte verwendet: Pigmente für Anstriche, Keramiken und Färbung von Kunststoffen, Stabilisatoren besonders von PVC-Kunststoffen, wiederaufladbare Batterien (Nickel-Cadmium-Batterien).

Bei der Entsorgung dieser Produkte wurde recht sorglos verfahren, so daß heute einfache Hausmülldeponien wichtige Quellen für Umweltbelastungen durch Cadmium und seine Verbindungen sind. Mit den Abgasen von Müllverbrennungsanlagen, vor allem aber mit den Filterstäuben dieser Anlagen und aus dem Klärschlamm wurde es weiträumig verteilt.

Neue Cadmiumbelastungen entstehen heute fast nur noch durch Verbrennung von Braun- und Steinkohle. In fast allen Alltagsprodukten ist es inzwischen verboten, ebenso in Pflanzenbehandlungsmitteln und Pestiziden.

Durch den früheren sorglosen Umgang ist Cadmium ein fester Posten in der Nahrungskette geworden. Phosphatdünger mobilisiert Cadmium zur Aufnahme in Pflanzen. Während der Cadmiumgehalt in Pflanzen auf normalen Böden bis ca. 3mg/kg beträgt (in Wurzeln mehr als in den Blättern), werden nach Phosphatdüngung mit bis zu 50 mg/kg Werte gemessen wie sonst nur in Pflanzen, die auf schwer verseuchten Industrieböden wachsen. Stark belastet sind Nieren von älteren Schlachttieren (bis 40 mg/kg), Krabben (12 mg/kg) und Tintenfische (10 bis 100 mg/kg).

Gefährdet sind neben Arbeitern in cadmiumverarbeitenden Betrieben heute vor allem Anlieger von Müllverbrennungsanlagen und Liebhaber von Nierengerichten oder Meeresfrüchten.

Wirkung

In den 70er Jahren kam es unter der Bevölkerung einer japanischen Region zu schweren chronischen Cadmiumvergiftungen. Die Alltagsnahrung der Menschen, Fisch und andere Meeresfrüchte, stammte aus einer Bucht, die durch die Abwässer einer cadmiumverarbeitenden Firma verseucht war. Die Krankheit, nach den Schmerzlauten der Betroffenen «Itai-Itai» genannt, zeigte sich in schwersten Nierenfunktionsstörungen und Knochenerkrankungen.

Bereits in geringsten Mengen treibt Cadmium das Calcium aus den Knochen; sie werden spröde. Bei Rauchern ist die Cadmiumaufnahme aus dem Tabakrauch durch die Lunge gegenüber Nichtrauchern deutlich erhöht. Deshalb ist auch das Kochenbruchrisiko bei Rauchern erheblich größer als bei Nichtrauchern. Besonders groß ist das Risiko bei Frauen, da sich bei ihnen die Knochendichte in den Wechseljahren ohnehin verringert. Frauen, die täglich eine Schachtel Zigaretten rauchen, haben zu Beginn der Wechseljahre eine um 5 bis 10 % niedrigere Knochendichte als Nichtraucherinnen; dadurch steigt ihr Knochenbruchrisiko um bis zu 50 %.

Cadmium schädigt vor allem seine Hauptspeicherorgane: Nieren und Knochen; aber auch andere Organe, in denen es ebenfalls gespeichert wird: Leber, Bauchspeicheldrüse, Hoden, Speicheldrüsen und Plazenta. Es wirkt erbgutverändernd und krebserregend, vor allem auf die Speicherorgane, und da es die Plazentaschranke durchbricht, ruft es auch Mißbildungen hervor.

Blei verstärkt diese Wirkungen, Zink und Selen sind Gegenspieler. Eisen-, Calcium- und Vitamin-D-Mangel begünstigen die Einlagerung von Cadmium.

Maßnahmen

- Nachweis im Zahnhals oder Knochenmark, akut im Blut und Urin. Mobilisation durch DMPS ist nicht ratsam, weil dabei die ohnehin meist schon geschädigten Nieren noch weiter belastet würden.
- Nicht mehr rauchen.
- Essensgewohnheiten umstellen: Vorsicht bei Nierengerichten, nur von jungen Schlachttieren (z. B. Kalbsnieren). Vorsicht bei Meeresfrüchten, vor allem bei Tintenfisch und Krabben.
- Kein Gemüse von industriell belasteten Böden.
- Kein Gemüse von reichlich phosphatgedüngten Äckern.
- Entgiftung durch Zink.

Forderungen

- **Strenge Beschränkungen der Phosphatdüngung.**
- **Langfristig Verzicht auf Phosphatdüngung.**

Chrom → Metalle

CKW → Kohlenwasserstoffe

DDT → Pestizide

Dichlofluanid → Pestizide

Dioxine und Furane

Allgemeine Stoffbeschreibung

«Dioxine» ist eine Kurzbezeichnung für Verbindungen, die sich ihrer Struktur nach von 1,4-Dioxan (auch Diethylcyclodiether oder para-Dioxa-Cyclohexan oder 1,4-Dioxa-Cyclohexan) herleiten lassen.

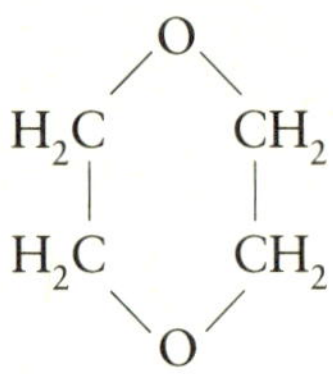
Dioxan

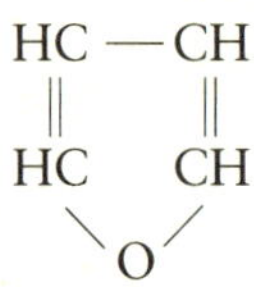
Furan

Dioxan ist eine heterozyklische Verbindung (→ Kohlenwasserstoffe), ein gesättigter Ring aus vier Kohlenstoff- und zwei Sauerstoffatomen, mit jeweils zwei an die Kohlenstoffatome gebundenen Wasserstoffatomen. Nach der MAK-Werte-Liste gehört Dioxan zu den «Arbeitsstoffen mit begründetem Verdacht auf krebserzeugendes Potential». Früher war es ein wichtiges Lösemittel für Zelluloseester und -ether und die daraus gewonnenen Kunststoffe, auch in Lösemittelgemischen für Nitrolacke.

Das Furan ist ebenfalls eine heterozyklische Verbindung – ein ungesättigter Ring aus vier Kohlenstoffatomen und einem Sauerstoffatom; an die vier Kohlenstoffatome ist jeweils ein Wasserstoffatom gebunden (Diethenylcycloether; systematischer Name: Oxa-Cyclopenta-2,4-dien).

Furan ist eine farblose, sehr leichtflüchtige, chloroformartig riechende Flüssigkeit. Es ist u. a. ein Vorprodukt von Tetrahydrofuran, einem sehr rasch verdunstenden, leichtentzündlichen und wasserlöslichen Lösemittel für Acrylate, PVAC, PVC und Chlorkautschuk.

Mit den im allgemeinen Sprachgebrauch als «Dioxine und Furane» bezeichneten, giftigen Substanzen haben weder das Dioxan noch das Furan noch das Tetrahydrofuran etwas zu tun, sie werden aber dennoch oft damit in einen Topf geworfen. Gemeint ist eine ganze Anzahl untereinander ähnlicher Verbindungen – meistens Dibenzo-Verbindun-

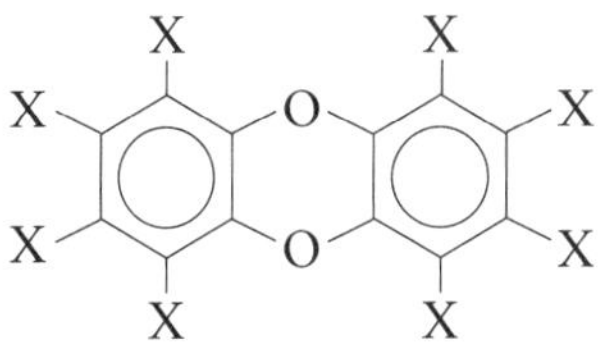

Halogenierte Dibenzodioxine

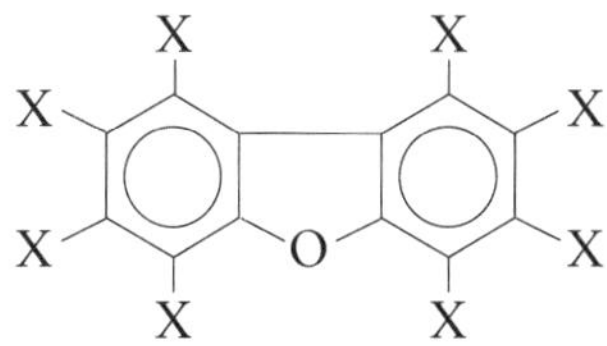

Halogenierte Dibenzofurane

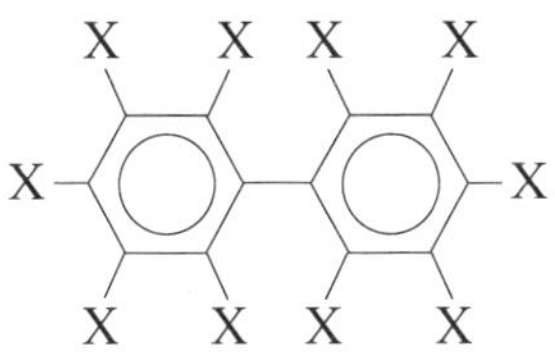

Halogenierte Biphenyle

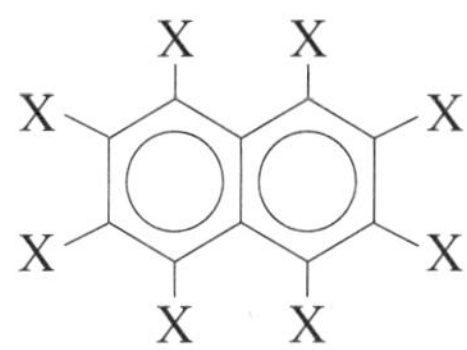

Halogenierte Naphtaline

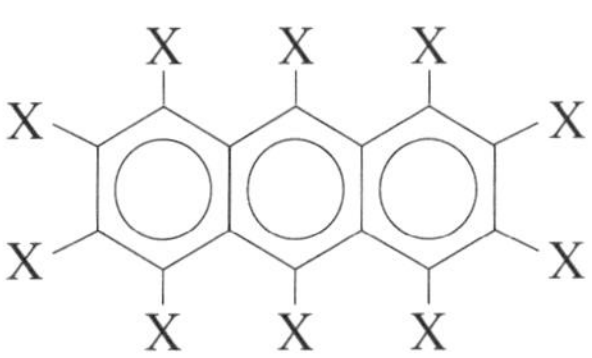

Halogenierte Anthracene

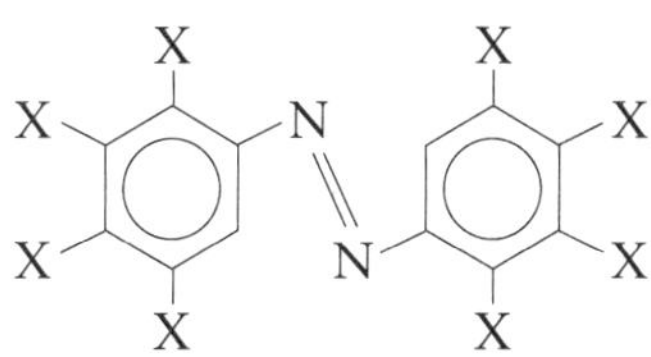

Halogenierte Azodibenzole

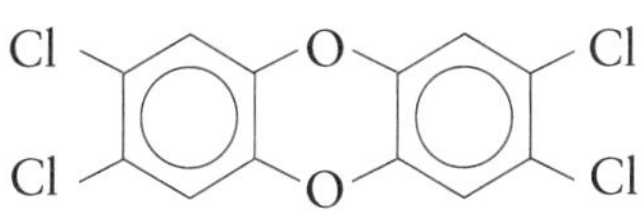

Das «Sevesogift» 2,3,7,8-Tetrachlor-Dibenzo-para-Dioxin.

An den Stellen von X kann ein Wasserstoffatom durch ein Halogenatom ersetzt werden (→ Halogene).

gen, auch ganz ohne Dioxan- oder Furanstrukturen –, die Chlor, Brom, Fluor (→ Halogene) oder auch Stickstoff bzw. Stickstoffverbindungen (Aminogruppen) enthalten: Dibenzodioxine, Dibenzofurane, Biphenyle, Naphthaline, Anthracene, Azobenzole (s. Darstellung auf S. 71). Insgesamt gibt es (rein rechnerisch) einige Tausend solcher Dioxine, allein bei den polychlorierten Dibenzodioxinen (PCDD) je nach Anzahl und Stellung der Chloratome 75, bei den polychlorierten Dibenzofuranen (PCDF) 135.

Dioxine und Furane entstehen überall, wo organische Substanzen zusammen mit halogenhaltigen Stoffen – und sei es nur Kochsalz – mit Metall (Kupfer) als Katalysator verbrannt werden oder wo Halogene an organisch-chemischen Produktionsprozessen unter erhöhten Temperaturbedingungen beteiligt sind. In Gegenwart von Kalk oder kalkhaltigen Produkten, z. B. Zement, können Dioxine und Furane auch bei verhältnismäßig niedrigen Temperaturen entstehen, wie sie gelegentlich in Mülldeponien entwickelt werden.

Die seit 1991 laufende und im September 1994 veröffentlichte Dioxin-Studie der amerikanischen Umweltbehörde *Environmental Protection Agency* (EPA) stellt vier allgemeine Hauptquellen fest:
- Zersetzungs- und Verbrennungsvorgänge (Haushaltsheizungen und -öfen, Müllverbrennung, Stahlproduktion),
- Nebenprodukte bei chemischen Prozessen, besonders bei der Pestizidproduktion,
- industrielle Prozesse und Prozesse wie Chlorbleiche in der Zellstoff- und Papierindustrie mit Anreicherung in Klärschlämmen und industriellen Werksdeponien,
- sonstige Reservoirs, wie z. B. Flußsedimente oder verseuchte Böden, die durch Erdarbeiten aller Art (z. B. Baustellen) umverteilt werden.

Die Hauptrolle spielen die Luft-Emissionen bei der Müllverbrennung und von Hausheizungen. Am Arbeitsplatz und im privaten Wohn- und Arbeitsbereich können Dioxine aus der Pyrolyse flammgeschützter Kunststoffe, z. B. aus Computergehäusen, Fernsehapparaten, CD-Playern oder Videogeräten, stammen. Dabei muß es gar nicht zu echten Bränden kommen, bei denen enorm hohe Dioxin- und Furankonzentrationen erreicht werden. Schon bei normalen Betriebstemperaturen gasen manche Geräte noch soviel polybromierte Dibenzofurane (PBDF) aus, daß nach einer Stunde Betriebszeit Konzentrationen von 11 pg/m^3 in einem Meter Entfernung gemessen wurden. Ein Erwachsener kann in fünf Stunden vorm Fernseher bis 5 pg Furane aufnehmen, besonders wenn es sich dabei um ein älteres Modell oder ein «günstiges» Importgerät handelt.

Polychlorierte Dibenzodioxine wurden auch schon in Fertigpuddings und Yoghurtzubereitungen gefunden. Sie können zum einen aus dem Milchfett der Kühe stammen oder aus den Zusatz- und Hilfsstoffen für eine schön sahnige Konsistenz. Diese bestehen oft aus Zelluloseverbindungen, und die Dioxine darin stammen aus der Chlorbleiche. Die Chlorbleiche wird trotz anderer Möglichkeiten – z. B. Peroxidbleiche – noch immer bei vielen Zelluloseherstellern aus Kostengründen praktiziert, besonders in Ländern mit bedeutender Zelluloseproduktion.

Ein sehr großes Gefahrenpotential bilden die Sammellager für Kunststoffabfälle, wenn sich unter den Abfällen halogenhaltige Materialien befinden, z. B. mit Bromverbindungen flammgeschützte Kunststoffe, PVC-Materialien, PVC als Copolymer enthaltende Stoffe oder Synthesekautschuke. Im Brandfall ergibt das immer Dioxine.

Beim Verbrennen von Holz zusammen mit Papier und Verpackungsmaterialien in Kachelöfen, offenen Kaminen oder anderen Hausbrandstellen entstehen Dioxinkonzentrationen in der Abluft, die den Grenzwert für Müllverbrennungsanlagen von 0,1 ng/m^3 meist mehrmals um das Zehnfache übertreffen. Nach Messungen des *Umweltbundesamts* (UBA) entstehen auch bei der Verbrennung von Spanplatten Dioxine – möglicherweise aus Rückständen von → Pestiziden, mit denen das Holz behandelt wurde.

Besonders hohe Dioxinkonzentrationen entstehen beim Verbrennen von PVC-beschichtetem Holz. Nach den geltenden Vorschriften darf lackiertes oder auf andere Weise beschichtetes Holz in privaten Öfen und Kaminen nicht verschürt werden.

Das UBA empfiehlt, nur naturbelassenes Holz zu verbrennen. Aber auch da sollte man genau wissen, woher das Holz stammt. In vielen Forstbetrieben, Sägewerken und anderen holzverarbeitenden Betrieben wird das Lagerholz gleich nach dem Schlagen und Entrinden mit Pestiziden besprüht. Wenn sie Chlorverbindungen enthielten, entstehen im Kamin Dioxine.

Analysiert man Boden und Luft auf polychlorierte Dibenzodioxine, so ergibt sich eine charakteristische Verteilung der 75 verschiedenen Einzelverbindungen. Man nennt dieses Verteilungsmuster nach den im wesentlichen verursachenden Quellen – Müllverbrennungsanlagen, Hausbrand, sonstige Verbrennungen und industrielle Prozesse – «Verbrennungsmuster». Im Klärschlamm, im Hausstaub und in den Lösemittelrückständen chemischer Reinigungen findet man eine deutlich abweichende Verteilung – das «Klärschlammuster».

Beim Verbrennungsmuster überwiegen die niedriger chlorierten Dibenzodioxine, darunter das «Sevesogift» 2,3,7,8-TCDD, bei weitem. Beim Klärschlammuster fehlen die niedriger chlorierten Dibenzodioxine fast völlig, die bei weitem überwiegende Menge ist hier sieben- oder achtfach chloriert. Die in die Luft geblasenen bzw. im Boden abgelagerten Dioxine des Verbrennungsmusters gelangen demnach nicht (oder nur in unwesentlichen Mengen) in die Abwässer.

Auf der Suche nach den Dioxinquellen des Klärschlammusters untersuchten Michael Horstmann und Michael McLachlan vom Lehrstuhl für Ökologische Chemie der Universität Bayreuth zunächst ergebnislos den Regenwasserabfluß von Straßen und Dächern. In chemischen Reinigungen und in Haushaltsabwässern wurden sie dann auf die Spur zur Hauptquelle geführt: Textilien.

Die Analyse von Baumwoll-T-Shirts aus verschiedenen Geschäften ergab, daß

- die meisten T-Shirts nur gering oder gar nicht mit Dioxinen kontaminiert waren,
- es immer wieder höher kontaminierte «Ausreißer» gab,
- äußerlich identische T-Shirts im selben Geschäft unterschiedlich stark kontaminiert waren,
- die Verteilung der Dioxine dem «Klärschlammuster» entsprach.

Es stellte sich in zahlreichen Versuchen heraus, daß die Dioxine nicht sehr fest an den Stoff gebunden waren. Beim Tragen gehen sie auf die Haut über, von wo sie, wenigstens größtenteils, abgewaschen werden. In der Waschmachine gehen sie teils auf andere Kleidungsstücke über, teils gelangen sie direkt ins Abwasser. Über den Klärschlamm gelangen die Dioxine wieder in die Nahrungskette.

In den Hausstaub gelangen sie an Hautschuppen und Textilfasern. Wie sie in die T-Shirts kommen, ist noch ganz ungeklärt; man kann darüber nur spekulieren. Sie könnten z. B. aus Pflanzenschutz- und Entlaubungsmitteln stammen – für das maschinelle Pflücken müssen die Baumwollpflanzen entlaubt werden – oder aus chlorhaltigen Bleichmitteln, Farb- und Hilfsstoffen bei der Verarbeitung oder aus «Konservierern» für Lagerung und Transport. Die Bayreuther tippen vor allem auf das in der Europäischen Union zwar verbotene, andernorts aber noch sehr beliebte und billige, dioxinhaltige PCP.

Wirkung

Menschen reichern Dioxine und Furane vor allem durch Lebensmittel Milch(-produkte), Fische, Salate oder Fette an. Gespeichert werden sie hauptsächlich im Fettgewebe. Besonders gefährdet sind Säuglinge, da sie die Gifte mit der Muttermilch aufnehmen.

Alle Dioxine und Furane werden als mehr oder weniger giftig, auch krebsauslösend, keim- oder erbgutschädigend eingeschätzt. Im einzelnen untersucht sind bisher die wenigsten. Am ehesten noch das als «Sevesogift» berüchtigt gewordene 2,3,7,8-Tetrachlor-Dibenzo-para-Dioxin (2,3,7,8-TCDD). Seines extremen Schadenspotentials wegen gilt es inzwischen als Maßstab für die Giftigkeit anderer Substanzen.

In der bereits zitierten Dioxin-Studie der EPA schlagen die Autoren vor, Dioxine und verwandte Substanzen (die oben genannten «Dioxine und Furane») als «höchstwahrscheinlich krebserregend für Menschen» einzustufen. Entwicklungsstörungen, Effekte auf das Immunsystem und auf die Reproduktion (Unfruchtbarkeit, Zeugungsunfähigkeit) treten nach ihren Erkenntnissen bereits bei sehr viel geringeren Konzentrationen ein, als bisher vermutet.

Symptome und Folgen einer chronischen Vergiftung durch Dioxine und Furane
- Fettstoffwechselstörungen,
- Herz-Kreislauf-Erkrankungen,
- Hirnstoffwechselstörungen,
- Immunschäden (T-Helferzellen-Depression),
- Schilddrüsenfunktionsstörungen,
- Selbstmordgefahr,
- Toxische Leberfunktionsstörungen.

Die chronische Vergiftung äußert sich in einer Reihe von Symptomen, die auch bei Untersuchungen von Mitarbeitern des Hamburger Zweigwerks der Firma *Boehringer, Ingelheim*, festgestellt wurden – hier wurden bis zur skandalumwitterten Stillegung 1984 Pestizide produziert, darunter große Mengen an «Agent Orange», einem Entlaubungsmittel, wie es die Amerikaner zur Umweltkriegsführung in Vietnam einsetzten, PCP und Lindan. Alle diese Pestizide enthielten Dibenzodioxine als Verunreinigungen.

Untersuchungen von Prof. Alfred Manz im Auftrag der Bürgerschaft und des Gesundheitssenators von Hamburg an 1586 ehemaligen *Boehringer*-Mitarbeitern ergaben bis 1989 eine um ca. 10 % erhöhte Sterblichkeit bei Männern gegenüber dem männlichen Bevölkerungsdurchschnitt, eine um 30 % und bei Gruppen mit besonders hoher Dioxinbelastung sogar um 100 % erhöhte Krebssterblichkeit bei Männern verglichen mit dem Bevölkerungsdurchschnitt und eine erhöhte Selbstmordrate, die ebenfalls 100 % über dem Bevölkerungsdurchschnitt lag.

Eine Studie von Corinna Dorrhauer (veröffentlicht 1993 in den «Europäischen Hochschulschriften»), in der Befragungen von ehemaligen *Boehringer*-Arbeitern ausgewertet werden, stellt bei den Betroffenen fest:
- Sie verlieren beim Sprechen den Faden, oft fehlt der ganze Wortschatz.
- Dinge werden vergessen, verlegt, gesucht.
- Leiden unter «plötzlichen Blackouts», einer «totalen Leere im Kopf» oder einem «totalen Durcheinander».

- «Große innere Erregung» und «großer innerer Druck».
- Gestörtes Körpergefühl, der eigene Körper wird als «zerstückelt» erfahren.
- Das Sexualleben ist gestört.
- Angst, «verrückt zu werden».
- Auftreten aggressiver Schübe.
- Phasen der Depression.
- Kontrollverlust über die Ich-Funktionen.

Weitere Symptome einer chronischen Vergiftung mit Dioxinen und Furanen:

Blutfett- und Cholesterinspiegel erhöht
Durchfall
Erbrechen
Gefühllosigkeit oder Kribbeln in Armen und Beinen
Herzleiden aller Art
Hörvermögen gestört
Infektanfälligkeit
Kopfschmerzen
Lebervergrößerung und andere Leberschäden
Nierenbeckenentzündung
Schlafstörungen
Sehvermögen gestört
Unverträglichkeit fettreicher Nahrung

Langzeitfolgen sind Krebserkrankungen der Weichteile, Lymphome, Sarkome und Arteriosklerose.

Maßnahmen
- Nachweise in der Muttermilch, im Fettgewebe, in Gewebeproben von Tumoren und im Blut.
- Eventuell Nachweis durch Mobilisation der Körperdepots mit dem Kohle-Paraffinöl-Test.
- Nachweis des typischen Dioxinmusters in Luft und Boden in der Nähe von Müllverbrennungsanlagen.
- Entgiftung durch Medizinalkohle-Paraffinöl unter Nulldiät.

Forderungen

- **Ausstieg aus der Müllverbrennung!**
- **Verzicht auf chlor- und bromhaltige Kunststoffe und Kunststoffzusätze, wo immer das möglich ist!**
- **Verbot der Chlorbleiche bei der Zelluloseproduktion!**
- **Verbot chlor- oder bromhaltiger Flammschutzmittel!**
- **Verbot chlor- und bromorganischer Zusätze in Benzin!**
- **Verbot chlor- oder bromhaltiger Pestizide!**

Elektrische, magnetische und elektromagnetische Felder

Allgemeine Beschreibung

Die Körper aller Lebewesen sind – verglichen etwa mit Luft – ziemlich gute Leiter. Deshalb verändern sie das elektrische Feld, in dem sie sich befinden, und genauso verändert das Feld die Ladungsverteilung auf der Körperoberfläche.

Zweifellos haben natürliche und künstliche elektrische Felder Einfluß auf Gesundheit und Wohlbefinden. So gehört beispielsweise zum «Elektroklima» eines milden Sommertags im Freien ein charakteristisches «Schönwetterfeld» mit einer Feldstärke von ungefähr 100 Volt pro Meter (V/m), das in einem 10-Hertz-Rhythmus wechselt. Denselben Rhythmus haben auch die «alpha-Hirnströme», die für Zustände vollkommener Entspannung (z. B. in den tiefsten Schlafphasen) charakteristisch sind.

In Gewittern treten Feldstärkeschwankungen höherer Frequenz auf; ihre Aufzeichnungen können Hirnstrombildern von Epileptikern ähnlich sehen.

Statische elektrische Felder in Räumen entstehen hauptsächlich durch Aufladung von Oberflächen aus Materialien mit hohem elektrischen Widerstand wie z. B. Hartgummi, Kautschuk, Polystyrol, PVC, Acrylglas, Kolophonium oder Schellack, etwas weniger stark auch Glas, Polyethylen und trockenes Holz. Wo solche Materialien großflächig verwendet werden, kann es – vor allem bei geringen Luftfeuchtewerten – zu Feldstärken von einigen 10 Kilovolt pro Meter (kV/m) kommen. Neuerdings sind fast alle großflächig verwendeten Materialien und Einrichtungsgegenstände (bis auf Holz) «antistatisch» eingestellt, d. h., sie enthalten leitfähige Zuschläge – statische elektrische Felder können deshalb in Innenräumen kaum noch entstehen.

Künstliche, sehr schwache Magnetfelder im Haus stammen vom Telefon, von den Elektomotoren der Haushaltsmaschinen, von Lautsprechern, Tonbandgeräten usw.; sie sind – wenn überhaupt – schon in kurzer Entfernung von dem betreffenden Gerät nicht mehr meßbar.

Natürliche elektromagnetische Felder (Wellen) – hauptsächlich die «kosmische Strahlung» – und künstliche, die außerhalb des Hauses durch alle möglichen Sender und durch technische Vorgänge erzeugt werden, durchdringen normale Baustoffe um so leichter, je größer ihre Wellenlänge bzw. je niedriger ihre Frequenz ist. Besonders die von Hochspannungs- und Fahrdrahtleitungen ausgehenden 50- bzw. 16-Hertz-Wellen können in nahe gelegenen Häusern noch gemessen werden. Die Abschirmwirkung normaler Wandbaustoffe nimmt mit steigender Frequenz bzw. abnehmender Wellenlänge zu. Im Mikrowellenbereich wirkt sie schon so stark, daß z. B. Radarwellen kaum noch ins Hausinnere eindringen können, es sei denn, man wohnt in unmittelbarer Nachbarschaft einer starken Radarstation. Bauteile mit eingebautem Metallgitter, z. B. mit Stahlmatten bewehrte Betonwände oder -decken, schirmen von außen kommende elektromagnetische Wellen viel stärker ab. Dabei nimmt die zusätzliche Abschirmwirkung mit steigender Wellenlänge bzw. abnehmender Frequenz zu; die von Hochspannungs- und Fahrdrahtleitungen ausgehenden Wellen gelangen nur noch sehr stark abgeschwächt ins Haus. Doch für den Wohnhausbau ist diese Bauweise umstritten.

Quellen für elektromagnetische Wechselfelder im Innenraum sind alle Wechselstrom führenden Leitungen, selbstverständlich auch freie Geräteschnüre und Verlängerungskabel, wenn sie mit einer Stromquelle verbunden sind. Alle diese Leitungen senden Wellen mit einer Frequenz von 50 Hz aus, auch wenn kein Strom verbraucht wird. Die meßbare Reichweite der Wellen liegt bei ungefähr 30 cm. Sobald Strom durch solche Leitungen fließt, weil der angeschlossene Stromverbraucher angeschaltet wird, nimmt die «Sendestärke» und damit die Reichweite der Wellen sehr stark ab.

Telefone, Haushaltsmaschinen, Mikrowellenherde, Radios, Fernseh- und andere Bildschirmgeräte sind heutzutage in intaktem Zustand derart abgeschirmt, daß von ihnen ausgehende Wellen nur noch in sehr kurzem Abstand und nur noch mit besonders empfindlichen Meßgeräten registriert werden können.

Der Anteil an ionisierten Teilchen in der Luft scheint ebenfalls für Gesundheit und Wohlbefinden eine Rolle zu spielen. Sie entstehen z. B. durch natürliche radioaktive Strahlung, die überall vorhanden ist, aber auch durch mechanische Ursachen: bei der Reibung von Luftmolekülen aneinander, an festen Oberflächen oder über Wasser, an Regentropfen, unter der Dusche, an Wasserfällen usw. Ionisierte Teilchen sind für die Entstehung des luftelektrischen Felds mitverantwortlich. Luftionen ziehen andere, ungeladene Teilchen an, werden also mit der Zeit immer größer, bis sie Kondensationskerne z. B. für Wasserdampf werden. Sie können in belasteter Luft auch Schadstoffe durch Kondensation anreichern.

Luft mit vielen solcher «Großionen» – typische Ballungsraumluft und Luft in schlecht gelüfteten Innenräumen – ist immer sehr ungesund. Die sehr kurzlebigen «Kleinionen» in der Luft tragen dagegen wahrscheinlich eher zum Wohlbefinden bei. Luft mit einem hohen Kleinionenanteil beeinflußt möglicherweise die Serotoninproduktion des Gehirns. Jedenfalls scheint ein direkter Zusammenhang zwischen gesteigerter Reaktionsfähigkeit, höherer Sauerstoffaufnahme und subjektivem Wohlgefühl einerseits und im Schönwettermaß ionisierter Luft anderseits zu bestehen; die Ladungsart der Ionen, positiv oder negativ, hat keine erkennbare Bedeutung.

Wirkungen

Normalerweise spürt man das Vorhandensein eines elektrischen Feldes erst, wenn es sich mehr oder weniger periodisch verändert, also ein elektrisches «Wechselfeld» ist, und auch dann erst bei ziemlich hohen Feldstärken: die meisten Erwachsenen erst bei Feldstärken um 20 Kilovolt pro Meter (kV/m), Empfindliche bei 3 kV/m in 60-Hertz-Wechselfeldern. Das ist das 30- bis 200fache der Stärke des «Schönwetterfeldes». Dabei ist die Wahrnehmungsgrenze für Auswirkungen elektrischer Felder im Frequenzbereich von etwa 20 bis 70 Hz besonders niedrig.

Statische elektrische Felder beeinflussen Vorgänge im Körperinneren überhaupt nicht. Das Feld bricht auf der Körperoberfläche zusammen.

In elektrischen Wechselfeldern dagegen kommt es durch die Ladungsumverteilung an der Hautoberfläche zu Körperströmen. Sie sind allerdings sehr schwach und liegen in einem 50-Hertz-Wechselfeld von 20 kV/m noch um den Faktor drei unterhalb des Schwellenwertes für Reizwirkungen von Nerven- und Muskelzellen. Bei kurzzeitigen Laborversuchen an Freiwilligen konnten bei diesen Werten keine besonderen Auswirkungen entdeckt werden. In Langzeitversuchen an Hanfordschweinen und Ratten mit erheblich höheren Feldstärken (30 bzw. 65 kV/m) kam es zu einer größeren Mißbildungsrate.

Zu Auswirkungen elektrischer Wechselfelder auf das Nervensystem, das Blutbild, den Kreislauf, den Stoffwechsel und Wachstumsfunktionen bei Menschen gibt es keine sicheren Erkenntnisse. Die Ergebnisse einzelner Untersuchungen sind entweder widersprüchlich, oder die beobachteten Veränderungen liegen im Rahmen der natürlichen Streubreite.

Statische Magnetfelder können im Körper vor allem auf bewegte Träger elektrischer Ladungen, z. B. die Blutflüssigkeit, einwirken, so daß ein Körperstrom induziert wird. Dazu sind allerdings ziemlich starke Felder erforderlich. Möglicherweise kann es auch zu Verschiebungen und Drehungen von Gewebe- oder Zellteilen oder zur Beeinflussung des Elektronenaustauschs bei biochemischen Reaktionen kommen. Stoffwechselvorgänge können also möglicherweise durch statische Magnetfelder verlangsamt oder beschleunigt werden.

Magnetische Wechselfelder rufen im Körper durch Induktion elektrische Wirbelströme hervor, deren Auswirkungen von der induzierten Stromdichte abhängig sind; sie werden im Bereich von 3 bis 300 Hertz annähernd mit zunehmender Flußdichte des Magnetfelds und zunehmender Frequenz stärker. Bei Frequenzen über 300 Hertz kommt der

Körper wegen der Reaktionsträgheit des Gewebes mit der Wirbelstrombildung gewissermaßen nicht mehr mit.

Bei Flußdichten von 5 bis 50 Millitesla kommt es im 50-Hertz-Wechselfeld zu Körperstromdichten von 10 bis 100 Milliampère pro Quadratmeter (mA/m^2).

Als Auswirkungen werden beschleunigte Heilung von Knochenbrüchen genannt und das Auftreten von «Magnetosphenen», ein Augenflimmern in der Frequenz des Feldwechsels. Die größte Empfindlichkeit für diese Erscheinung liegt bei Frequenzen um 20 Hertz. Mit magnetischen Wechselfeldern dieser Stärke kommt normalerweise nur der Patient während einer «Elektrotherapie» beim Arzt in Berührung oder wer in speziellen Betrieben oder als Hochspannungsmonteur arbeitet.

In der Regel sind Wechselfelder immer elektromagnetische Felder. Der mit einer Wechselfrequenz, z. B. von 50 Hz, sich ändernde Strom ruft ein zeitlich parallel sich änderndes Magnetfeld hervor, das wieder ein elektrisches Wechselfeld erzeugt. Die Auswirkungen elektrischer und magnetischer Wechselfelder überlagern sich also im Körper.

Epidemiologische Untersuchungen bei Beschäftigten in Umspannwerken, bei Hochspannungsmonteuren und Personen, die in anderer Weise beruflich mit dem Betrieb elektrischer Geräte zu tun haben oder in der Nähe von Hochspannungstrassen wohnen, ergaben Hinweise auf ein verstärktes Auftreten von Krebserkrankungen. Ähnliche Auswirkungen können möglicherweise auch in der unmittelbaren Nähe starker Rundfunksender und Radarstationen oder bei Benutzern von Mobiltelefonen vorkommen.

In einer ganzen Reihe anderer epidemiologischer Untersuchungen wird ein Zusammenhang der Krebshäufigkeit bei Kindern, Erwachsenen und Angehörigen bestimmter Berufe mit Einwirkungen elektromagnetischer Felder vermutet, wie sie z. B. von jedem Wechselstromleiter ausgesendet werden. Es handelt sich dabei um sehr schwache Felder mit Flußdichten in der Größenordnung von ein paar Zehntel Mikrotesla – hundertmal schwächer als das Erdmagnetfeld und zehntausendmal schwächer als die Felder, bei denen es zu Magnetosphenen kommt.

Diese schwachen elektromagnetischen Wechselfelder mit einer Frequenz von 50 Hz werden auch für Kopfschmerz, Unwohlsein, verlangsamtes Reaktionsvermögen und Müdigkeit bei gleichzeitiger Schlaflosigkeit verantwortlich gemacht.

Über die biologischen Wirkungsmechanismen, die einen schädigenden Einfluß sehr schwacher elektromagnetischer Wechselfelder erklären könnten, gibt es bislang nur ungesicherte Vermutungen.

Den Einfluß von Metalldepots im Körper berücksichtigen diese Untersuchungen in der Regel nicht. Wo das doch geschieht, zeigt sich, daß Metallkonzentrationen in ehemals gefüllten Zahnhälsen, in Tumor-

und anderem Körpergewebe offenbar zu einer andauernden Elektrosensibilität führen können, die nur durch konsequentes Meiden elektromagnetischer Felder erträglich ist.

Zur verstärkten Bildung von Metalldepots kommt es, wenn Metallionen aus Zahnfüllungen herausgelöst werden. Das geschieht vor allem, wenn die Füllungen aus verschiedenen Metallen bestehen, z. B. Amalgam neben Füllungen aus Goldlegierungen. Sie bilden mit dem Mundspeichel ein galvanisches Element, in dem ständig Metallionen – Quecksilber-, Zinn-, Palladium- und andere Ionen – aus den Füllungen heraus- und in das Körpergewebe einwandern.

Der *National Council for Metrology and Testing* in Schweden fand 1992, daß Träger von Amalgamfüllungen das Sechsfache an Quecksilber freisetzen, wenn sie der Strahlung eines Monitors ausgesetzt sind.

Maßnahmen

- Metallfüllungen, Kronen oder Brücken überprüfen lassen. Ihre Materialzusammensetzung muß identisch sein. Sollte das nicht der Fall sein, muß möglichst sofort Abhilfe geschaffen werden.
- Gegebenenfalls Auflösung von Metalldepots im Körper durch Mobilisation mit DMPS, wo nötig operative Entfernung.
- Wer die 50-Hertz-Wellen des Haushaltsstroms ganz aus den Innenräumen entfernen will, braucht für die Leitungsverlegung im Haus Koaxialkabel, bei denen der mit 50 Hz «sendende» (stromführende) Innenleiter durch einen Außenleiter aus Drahtgeflecht vollständig abgeschirmt ist.
- Bei der Netzfreischaltung aller Versorgungsleitungen oder eines bestimmten Verteilerkreises im Haus bleibt das gesamte Netz bzw. ein bestimmter Verteilerkreis abgeschaltet, solange kein Strom verbraucht wird. Damit verschwinden natürlich auch die sonst immer vorhandenen 50-Hertz-Wellen. Für Schlaf- oder Kinderzimmer sind Netzfreischaltungen in jedem Fall zu empfehlen.

Ester

Allgemeine Stoffbeschreibung

Ester sind Verbindungen von Alkoholen und Säuren. Ihre systematischen Namen enden auf -at. Die Sammelbezeichnungen beziehen sich in der Regel auf den Säurenamen, wobei – wenigstens für besonders häufig vorkommenden Ester – nicht der systematische, sondern ein «Trivialname» steht: Für die

- Methanoate, die Ester der von Methan abgeleiteten → Karbonsäure, steht «Formiate» – nach dem lateinischen Namen von Ameisensäure: acidum formicicum – oder «Ameisensäureester»,

- Ethanoate, die Ester der von Ethan abgeleiteten Karbonsäure, steht «Acetate» – nach acidum aceticum, lateinisch für Essigsäure – oder «Essigsäureester»,
- Propenoate, die Ester der von Propen abgeleiteten Karbonsäure, steht «Acrylate» oder «Acrylsäureester».

Einfache Ester sind leichtflüchtige, brennbare Flüssigkeiten, meist mit obstartigem Geruch. Sie werden als → Lösemittel, die etwas längerkettigen auch als naturidentische Aromastoffe eingesetzt. Methylbutanoat bzw. «Methylbutyrat» bzw. «Buttersäuremethylester» z. B. ist Apfelaroma.

Natürlich vorkommende Wachse sind Ester höherer einwertiger Alkohole mit höheren einwertigen Karbonsäuren: So ist z. B. Hentriakontylhexadekanoat (bzw. Palmitinsäuremyrizylester) der Hauptbestandteil des Bienenwachses.

Alle Fette und fetten Öle sind Ester des Propantriol (Glycerol, → Alkohole) mit höheren einwertigen Karbonsäuren wie Palmitin-(Hexadekan-), Stearin-(Oktadekan-) oder Öl-(Oktadecen-)säure. Je mehr ungesättigte Säuren, wie z. B. die Oktadecensäure, an der Veresterung beteiligt waren, desto niedriger ist der Schmelzpunkt des Fettes bzw. Öls.

Weitere wichtige Ester sind u. a.:

- Glycerolnitrat oder «Nitroglyzerin» als Zwischenprodukt für Schieß- und Sprengstoffe,
- Zellulosenitrate – Zellulosetrinitrat oder «Schießbaumwolle» und Zellulosedinitrat oder «Kollodiumwolle» – als Zwischenprodukte für Schieß- und Sprengstoffe, als Bindemittel in Lacken (Nitrolacke) und als Kunststoff (Zelluloid),
- Zelluloseacetat als Vorprodukt für nicht entflammbares Filmmaterial und Textilfasern,
- Phosphorsäureester als Wirkstoffe in Medikamenten (z. B. Lecithin), in Insektiziden (→ Pestizide) oder als Vorprodukte von chemischen Kampfstoffen (z. B. Sarin, Soman oder Tabun).

Die Ester mehrwertiger, azyklischer, zyklischer oder aromatischer Karbonsäuren (z. B. Maleinsäure, Phthalsäure, Terephthalsäure) mit mehrwertigen Alkoholen (z. B. Ethandiol, Glycerol) sind Vorprodukte einer ganzen Reihe von Kunststoffen (Polyester) und Lackbindemitteln (Alkydharzlacke). Darüber hinaus sind die Ester Weichmacher in Kunststoffen und Lacken, Aromastoffe, Zwischenprodukte für Pharmazeutika.

Als Alltagsgifte sind vor allem die Ester in Lösemitteln von Bedeutung.

Wirkungen und Maßnahmen

Wie → Lösemittel

Ether

Allgemeine Stoffbeschreibung
Ether, früher «Äther», bestehen aus zwei Kohlenwasserstoffresten, die über ein Sauerstoffatom miteinander verbunden sind. Die systematischen Namen werden mit -oxy- gebildet: So ist z. B. der Name eines Ethers aus einem Ethyl- und einem Methylrest «Ethoxymethan»:

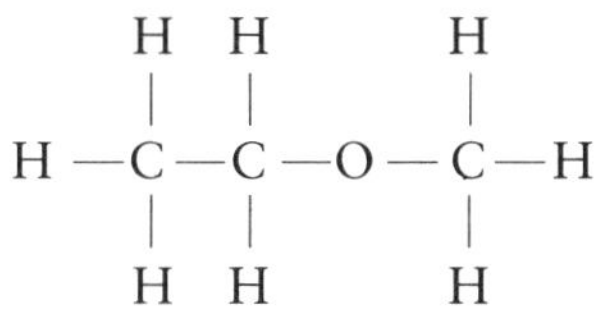

[Ethyl] [Methyl]

Üblicher sind allerdings Namensbildungen aus den Bezeichnungen beider Komponenten, meist in alphabetischer Reihenfolge, und angehängtem -ether, z. B. «Ethylmethylether» oder, wenn es sich um zwei gleiche Komponenten handelt, etwa zwei Methylreste, «Dimethylether» (ein früher bei Operationen als Narkosegas eingesetzter Ether). Bei besonders häufig verwendeten Ethern kann das Anhängsel «-ether» auch ganz fehlen: z. B. Methylglykol und Methylzellulose statt Methylglykolether und Methylzelluloseether. Ether mit mehr als einer «Sauerstoffbrücke» werden je nach Anzahl der «Brücken» als Diether, Triether usw. bezeichnet.

Heterozyklische Verbindungen (→ Kohlenwasserstoffe) mit einem oder mehreren O-Atomen im Ringsystem werden oft ebenfalls zu den Ethern gerechnet, so z. B. das → Lösemittel Tetrahydrofuran als Diethylcycloether und Dioxan (→ Dioxine und Furane) als Diethylcyclodiether. Die gewöhnlich einfach «Äther» genannte Substanz ist der Diethylether. Außer als Vollnarkosemittel bei einfachen Operationen wurde er früher auch in Hausmitteln wie den «Hoffmannstropfen» zur Krampflösung und Anregung oder in Fleckenentfernern benutzt. Da einfache Ether unter Lichteinwirkung rasch zu explosiven Peroxiden umgewandelt werden, kam es durch ätherhaltige Haushaltschemikalien oft zu Verpuffungsunfällen.

Ether sind wie die Ester in allen Bereichen der chemischen Industrie wichtige Vor- und Zwischenprodukte. Als Alltagsgifte sind heute vor allem die einfachen Ether in Lösemitteln von Bedeutung.

Wirkungen und Maßnahmen
Wie → Lösemittel

Ethylenoxid → Kohlenwasserstoffe

Flammschutzmittel

Viele Einrichtungs- und Gebrauchsgegenstände und alle Baumaterialien dürfen aus Sicherheitsgründen nicht brennbar oder nur schwer entflammbar sein. Dazu gehören alle elektrischen Geräte, elektrische Kabel, Holzbauteile, Wand- und Deckenverkleidungen, Teppiche, Gardinen und Wandbekleidungen in öffentlichen Gebäuden und in allen Verkehrsmitteln.

Sofern es sich nicht um ohnehin unbrennbare oder schwer entflammbare Materialien handelt – z. B. chlorierte Kunststoffe wie PVC oder viele Kunstkautschuke –, müssen sie mit Flammschutzmitteln unbrennbar bzw. schwer entflammbar gemacht werden. Bei Holzbauteilen und Verkleidungen kann das durch einen «Flammschutzanstrich» geschehen, der Flammschutzmittel enthält; Textilien werden mit Flammschutzmitteln getränkt, und Kunststoffen werden sie als Hilfsstoffe beigemengt.

Oft werden verschiedene Komponenten zugleich eingesetzt: Chlor-, meist aber Bromverbindungen, die die Brandreaktion chemisch bremsen, dazu phosphorhaltige Verbindungen, die das Verkohlen des Brandobjektes und damit einen starken Wärmedämmeffekt durch Krustenbildung fördern.

Helle Kunststoffe und Flammschutzanstriche enthalten außerdem oft Antimontrioxid als Weißpigment. Es verstärkt die flammschützende Wirkung von Brom und Chlor. Laut MAK-Liste ist es krebserregend im Tierversuch.

Alltagsgifte werden diese Flammschutzmittel vor allem dadurch, daß in den Gehäusen elektrischer Geräte wie Computer-Monitore, Fernsehapparate, CD-Player usw. bromierte Flammschutzmittel wie etwa Tetrabromphenol, Deka- oder Pentabromidphenylether oder polybromiertes Polystyrol schon unter normalen Betriebsbedingungen in polybromierte Dibenzofurane (PDBF) umgewandelt werden. Manchmal sind auch schon die Kunststoffgranulate, aus denen die flammgeschützten Gehäuse hergestellt werden, stark mit polybromierten Dibenzofuranen belastet. Im Granulat und an den betreffenden Arbeitsplätzen wurden in einigen Fällen Konzentrationen im 1000-ppb-Bereich nachgewiesen.

Ihr größtes Schadenspotential entfalten die Flammschutzmittel bei Kunststoffbränden, bei denen ohnehin schon eine Reihe giftiger Substanzen entsteht.

Wirkung

Ein Arzt stellte fest, daß er stets, wenn er in der Nähe eines Video-Markengerätes gesessen hatte, toxische Leberwerte bekam. Neben einer Reihe abdampfender Kohlenwasserstoffe, die in dem betreffenden Gerät von der Herstellerfirma nachgewiesen wurden, nämlich Phenole, Xylol, Toluol, Ammoniak, wurden ursächlich die bromierten Furane hierfür verantwortlich gemacht. Während die Giftigkeit bromierter Furane anfangs geringer eingestuft wurde als die der chlorierten Furane, gibt es Hinweise darauf, daß sie sogar noch giftiger sind.

Was die Schadwirkungen der aus den Flammschutzmitteln entstehenden Gifte angeht, so gilt dasselbe wie für → Dioxine und Furane.

Maßnahmen

Wie → Dioxine und Furane

Forderungen

- **Verbot von bromierten Flammschutzmitteln!**
- **Eidesstattliche Versicherung des Herstellers von Elektrogeräten, daß keine bromierten oder chlorierten Flammschutzmittel eingesetzt werden!**
- **Gegebenenfalls Strafanzeige wegen Körperverletzung und Übergabe des Geräts an die Polizei zur Beweissicherung.**

Alternativen sind anorganische Füllstoffe mit flammschützender Wirkung, wie z. B. Aluminiumhydroxid, Zinkborat und Natron-Wasserglas.

Formaldehyd

Allgemeine Stoffbeschreibung

Formaldehyd ist der einfachste aliphatische Aldehyd; sein systematischer Name ist «Methanal» (chemische Formel H–CHO, → Aldehyde). Es ist ein sehr giftiges, farbloses, stechend riechendes Gas, dessen Geruch noch in Luftkonzentrationen unter 1ppm wahrnehmbar ist. Hergestellt wird es hauptsächlich aus Methanol.

Wäßrige und mit Methanolzusätzen stabilisierte Lösungen von Formaldehyd werden Formalin oder Formol genannt, früher überall und in großen Mengen verwendete Desinfektionsmittel.

Formaldehyd gehört zu den wichtigsten Grundstoffen in der chemischen Industrie. Fast zwei Drittel der Jahresproduktion werden für die Herstellung von Kunststoffen verbraucht:

Aminoplaste

– Harnstoff-Formaldehydharze (DIN-Kurzzeichen: UF) werden in erster Linie verwendet als Bindemittel von
  - Preßmassen, z. B. für Teile von sanitären Anlagen oder Elektroinstallationen,
  - feuchte- bis wasserfesten Holzleimen zur Produktion von Spanplatten, Sperrholz und anderen Holzwerkstoffen, die in der Regel nicht zu Möbeln weiterverarbeitet werden,
  - säurehärtenden Lacken zur industriellen Versiegelung von Hölzern (Möbel, Parkettelemente, Fertigdielen usw.),
  - Einbrennlacken zur industriellen Metallbeschichtung,
  - Ortschäumen zur Dichtung von Fugen, Dämmung von Rohrleitungen u. a.

  Harnstoff-Formaldehydharze sind nicht ganz feuchtigkeitsfest und spalten beim Erwärmen Formaldehyd ab. Mit UF-Harzen gebundene Gegenstände dürfen nicht unmittelbar mit Lebensmitteln in Kontakt kommen.

– Melaminharze (DIN-Kurzzeichen: MF) sind sehr viel feuchtigkeits- und hitzefester, sie spalten daher auch bei Erwärmung kaum Formaldehyd ab und werden deshalb besonders als Bindemittel von Holzwerkstoffen für Küchen- und Schlafzimmermöbel verwendet, im übrigen für die gleichen Zwecke wie die Harnstoff-Formaldehydharze.

Phenoplaste

Phenolformaldehyd- (DIN-Kurzzeichen: PF) und Kresolformaldehydharze (DIN-Kurzzeichen: CF) werden verwendet

– als «Edelharze» zur Herstellung von Beschlägen aller Art,
– als Bindemittel in Formmassen zur Herstellung von Isolatoren, Schaltern, Steckdosen, Preßschichtplatten usw., in Holzspan- und Holzfaserplatten, Preßschichtholz, Mineralfaserplatten, Spachtelmassen u. a.,
– als Bindemittel in industriellen Phenolharzleimen und -klebern, säurehärtenden und Einbrennlacken für stark beanspruchte Oberflächen und
– zur Herstellung von Schaumstoffen.

Beim Erhitzen verkohlen die Phenol- und Kresolformaldehydharze, wobei Phenol freigesetzt wird.

Polyoxymethylen

(DIN-Kurzzeichen: POM), auch Polyformaldehyd oder Polyacetalharz, ist polymerisierter Formaldehyd. Er wird für Beschläge, Zahnräder, Wasserarmaturen, Formteile, Folien, Gleitlager u. a. verwendet.

Resorcinformaldehydharz
(DIN-Kurzzeichen: RF) ist von allen Formaldehydharzen das beständigste gegen Chemikalien, Wasser und Wärme. Es wird vor allem als Holzleim verwendet, z.B. in Bauplatten (Spanplatten und anderen Holzprodukten) für Feuchträume, manchmal auch zusammen mit PF-Harzen. Die mit RF- und PF-Harzen gebundenen Gegenstände gasen in der Regel kein Formaldehyd aus.

Sonstige Verwendungsweisen
- Chemische Industrie: Vor- und Zwischenprodukt für Farbstoffe, Aromastoffe, Pestizide, Düngemittel, Medikamente, Vitamine, Waschmittel.
- Fotoindustrie: Härten der Gelatineschicht auf Filmen und Fotopapier, Zusatz in Entwicklungsbeschleunigern und Fixierern.
- Gummiindustrie: Konservierung von Naturkautschuk und synthetischen Gummis, Vulkanisationsbeschleuniger.
- Produktion von Haushaltsbedarf: Desinfektionsmittel bzw. Konservierer in Haushaltsreinigern, Spülmitteln, Pflegemitteln.
- Kosmetikindustrie: Wirkstoff in Nagelhärtern, Desinfektionsmittel in Seifen, Deodorants, Shampoos, Parfums.
- Landwirtschaft: Getreidekonservierung, Saatgutbeize, Bodenentseuchung, Konservierung von Tierfutter.
- Lederindustrie: Zusatz zu Gerberbrühen und synthetischen Gerbstoffen.
- Medizin, wissenschaftliche Labors, Hygiene: Desinfektion von Räumen, Gegenständen, Apparaten; Konservierung von Präparaten.
- Metallindustrie: Korrosionsschutz, Hilfsmittel bei Verspiegelung und Elektroplattierung.
- Nahrungsmittelindustrie: Konservierung getrockneter Nahrungsmittel, Behälterdesinfektion bei Fisch und Fleisch, Öl- und Fettkonservierung, Modifikation von Stärke, Härten von Naturdärmen.
- Papierindustrie: Zusatz in Vernetzern zur Verbesserung der Dimensionsstabilität, Zusatz zur Verbesserung der Naßfestigkeit.
- Textilindustrie: Hilfsmittel zur «Knitterfrei-» und «Pflegeleicht-Ausrüstung», Verbesserung der Waschfähigkeit von gefärbten Textilien.
- Zuckerindustrie: Infektionsverhinderer bei der Saftgewinnung.

Formaldehyd ist in allen Nahrungsmitteln enthalten, in naturbelassenen stärker als in gekochten, der Körper kann damit umgehen. Nicht umgehen kann der Körper mit eingeatmetem Formaldehyd.

Die wichtigsten Einatmungsquellen im Alltag sind:
- Möbel, Verkleidungen, Bodenbeläge, leichte Zwischenwände aus Holz oder Holzwerkstoffen, die mit einem UF-Harz-Kleber gebun-

den und deren Oberflächen nicht ausreichend versiegelt sind, so daß Formaldehyd austreten kann. In der Regel sollte das bei neueren Produkten nicht mehr vorkommen.

- Tabakrauch. Die Formaldehydkonzentration im kalten, die Zigarette umgebenden Rauch ist mehr als 50fach höher als im heißen Rauch, den der Raucher einatmet. Der Raucher atmet mit dem alkalisierenden Nikotin zugleich die Entgiftung ein. Selbst lange nachdem in einem Raum nicht mehr geraucht wurde, bleibt eine hohe Formaldehydkonzentration, da Vorhänge, Teppiche oder andere Textilien aus Raucherzimmern Formaldehyd zunächst binden, das sie später wieder ausgasen. Besonders hoch sind die Konzentrationen aus dieser Quelle in Büros, Hotels, Flugzeugen und Taxis.
- Textilien, besonders Textilien vom Wühltisch. Der an andere Chemikalien gebundene Formaldehyd in den Textilien läßt sich nur durch wiederholtes Kochen entfernen. Deshalb sind manche Textilien, wie z. B. Seide, bleibend damit vergiftet.

Das Aids-Problem führte zu einem Formaldehyd-Boom. Während früher nur in Krankenhäusern intensiv mit Formaldehydlösungen hantiert wurde, gilt das heute auch für alle Gemeinschaftseinrichtungen, in denen Haut- oder gar Schleimhautkontakt mit Liege- oder Sitzflächen oder Geräten möglich ist, z. B. Saunas, Sonnenliegen, Friseurbestecke, Bäder und Toiletten.

In der Außenluft ist Formaldehyd vor allem in → Autoabgasen, besonders aus Ottomotoren ohne Katalysator, und in den Photooxidantien des → Sommersmogs in höheren Konzentrationen vorhanden.

Grenzwerte für Formaldehyd in Innenräumen gibt es nicht. Für Arbeitsplätze (und gesunde, männliche Erwachsene) gilt der MAK-Wert von 0,5ppm (= 0,5 ml/m^3) bzw. 0,6 mg/m^3 für die Luftkonzentration. Der Richtwert des Vereins Deutscher Ingenieure (MIK-Wert) liegt für Dauerexpositionen bei 0,02 ppm und für Kurzzeitexpositionen bei 0,06 ppm. Der vom Bundesgesundheitsamt empfohlene Richtwert steht seit Ende der 70er Jahre immer noch bei 0,1 ppm.

Folgende Produkte müssen besonders gekennzeichnet werden:

- Wasch-, Pflege- und Reinigungsmittel, die mehr als 0,1 % Formaldehyd enthalten; Produkte, die mehr als 0,2 % Formaldehyd enthalten, dürfen nicht in Verkehr gebracht werden.
- Textilien, die mehr als 0,15 % Formaldehyd enthalten.
- Kosmetikartikel, die mehr als 0,05 % Formaldehyd enthalten.
- Holzwerkstoffe und daraus hergestellte Möbel, die unter Prüfbedingungen in der Luft eines (hermetisch abgedichteten) Prüfraums eine Grenzkonzentration von bis zu 0,1 ppm erzeugen (Emissionsklasse E1). Holzwerkstoffe, die höhere Konzentrationen erzeugen, dürfen seit dem 30. 6. 1989 nicht mehr in Verkehr gebracht werden.

Wirkung

Eingeatmeter Formaldehyd gehört zu den am stärksten erbgutverändernden Substanzen, nach der Gefahrstoffverordnung gehört er zu den sehr giftigen und giftigen Stoffen; er steht in der MAK-Werte-Liste unter «begründetem Verdacht auf krebserzeugendes Potential» und wird als sensibilisierend ausgewiesen.

Die Schädigung beginnt bereits weit unterhalb der Geruchsschwelle. In vielen Fällen wird der typische Geruch auch von anderen Komponenten überdeckt, wie beim Zigarettenrauch oder den Autoabgasen. Wie bei fast allen eingeatmeten Giften ist das Gehirn besonders stark betroffen.

Die größte Gefahr geht von Formaldehyd aus, der nach Zahnbehandlungen Depots im Kieferknochen und in Zahnwurzeln bildet (→ Zahngifte). Nach einer schweren chronischen Amalgamvergiftung kommt es in jedem dritten Fall zu einer systemischen Formaldehydintoxikation. Offenbar bewirken Amalgam und andere metallische Zahngifte eine Minderung oder gar ein völliges Fehlen eines Enzyms, das für den Formaldehydabbau mit verantwortlich ist, der Glutathion-S-Transferase.

Da die Medizin keine Nachweismöglichkeiten für die giftbedingte leichte Hirnschädigung kennt, werden die ersten Vergiftungserscheinungen als Befindlichkeitsstörungen oder psychosomatische Störungen erklärt. Die Formaldehydschädigung zu erkennen, ist nur möglich, wenn man durch Wegnahme der Giftquelle eine Besserung der Organbeschwerden bewirkt. Dann muß die Stärke der Formaldehydbelastung gemessen werden.

Bei 3500 Patienten mit Formaldehydstörungen wurde folgende Korrelation festgestellt: n mg/kg Formaldehyd im gekehrten Hausstaub entsprechen einer Luftkonzentration von n tausendstel ppm. Entsprechend den klinischen Symptomen fanden der Autor und Mitarbeiter, daß Konzentrationen im Hausstaub

- bis 10 mg/kg (entspricht einer Luftkonzentration von 0,01 ppm) unbedenklich sind,
- von mehr als 10 mg/kg bei Empfindlichen erste allergische Erscheinungen hervorrufen,
- von mehr als 30 mg/kg (Luftkonzentration 0,03 ppm) bedenklich für Geschädigte sind,
- von mehr als 60 mg/kg (Luftkonzentration 0,06 ppm) schweres chronisches Leiden verursachen,
- von über 90 mg/kg (Luftkonzentration 0,09 ppm) irreversible Symptome verursachen.

Die offiziellen Grenz- und Richtwerte für Formaldehyd sind alle mit Sicherheit zu hoch.

Symptome einer chronischen Formaldehydvergiftung

Alkoholunverträglichkeit

Allergien
systemische Formaldehydallergie mit Hautreaktionen, Migräne und Krämpfen im Oberbauch

Atemwege
Asthma
Bronchitis
Krebs in schweren Fällen

Bauch, Magen, Darm
Brechreiz
Durchfall
Erbrechen

Befindlichkeitsstörungen
Antriebsverlust
Appetitmangel
Gedächtnisstörungen
Gewichtsverlust
Konzentrationsschwäche
Müdigkeit
Nervosität
Schlafstörungen
Schwindel

Blasenleiden

Hals, Nase, Ohren
Erkältungen gehäuft
Ohrensausen
anhaltender Schnupfen

Haut und Schleimhaut
Akne
Augenentzündung
Ausschläge, vor allem im Gesicht
Furunkel
Ekzeme
Haarausfall
allgemeine Hautreizungen
Mundtrockenheit
Warzen im Nasenbereich

Kopfschmerzen

Lymphknotenschwellung

Nervenentzündung

Nierenerkrankungen

Psychische und Verhaltensstörungen
Depression
Reizbarkeit

Tetanie

Maßnahmen

- Nachweis im gekehrten Hausstaub.
- Nachweis mit dem Folsäure-/Folinsäuretest.
- Meiden von Passivrauchen.
- Bei Konzentrationen im Hausstaub von 5 mg/kg oder mehr nicht mehr staubsaugen – damit wird der Formaldehyd nur neu verteilt –, sondern nur noch feucht wischen.
- Die Wohnung regelmäßig lüften.
- Keine «knitterfreie» oder «pflegeleichte» Kleidung vom Wühltisch.
- Neue Textilien (Kleidung, Bettwäsche) vor der Benutzung gründlich waschen und möglichst im Freien in der Sonne trocknen.
- In Räumen mit vielen Büchern oder Papierwaren inaktiviert 30prozentiges Wasserstoffperoxyd in offenen Schälchen den Formaldehyd.
- Bei Autofahrten kein Heizungs- bzw. Lüftungsgebläse einschalten.

- Meiden von Autofahrten, soweit das möglich ist.
- Keine Bücher im Schlafzimmer.

Für Geschädigte zusätzlich:
- Meiden öffentlicher Orte und Einrichtungen ohne Rauchverbot.
- Entfernen aller Formaldehyd ausgasenden Materialien, Kalk- oder Leimfarbe statt Tapeten, gegebenenfalls Ersatz des Bodenbelags durch keramische Elemente (Fliesen, Ziegelplatten, Cotto), der Möbel aus Holzwerkstoffen durch Stahlmöbel...
- Meiden von Kosmetika außer Puder.
- Entfernung aller Giftdepots im Körper, besonders der Kiefer- und Zahndepots (→ Zahngifte).

Recht

Das Finanzamt erkennt eine Wohnungssanierung als außergewöhnliche Belastung an, wenn Giftwerte und ein ärztliches Attest die Notwendigkeit bescheinigen.

Passivraucher könnnen die Körperverletzung durch Raucher einklagen, wenn Giftmessungen im Urin nach der Vergiftung dies belegen. Unabhängige Zeugen sollten vorhanden sein.

Forderungen

- **Rauchverbot in allen öffentlichen Gebäuden und Einrichtungen!**
- **Fahrvervot für Autos ohne Katalysator!**
- **Endlich gesetzliche Festsetzung von Grenzwerten für Luftkonzentrationen von Formaldehyd, die dem Gefährdungspotential dieses Gifts entsprechen!**

Furmecyclox → Pestizide

Halogene

Allgemeine Stoffbeschreibung

Sammelbezeichnung für die Elemente der 7. Hauptgruppe im Periodischen System: Fluor, Chlor, Brom und Jod. Das fünfte zu dieser Gruppe gehörende Element, das Astat, kommt nur in Form sehr rasch zerfallender radioaktiver Isotope vor.

Alle Halogene sind sehr reaktionsstark und bilden starke Säuren wie z. B. Flußsäure (Fluorwasserstoff) oder Salzsäure (Chlorwasserstoff).

Ihre Reaktionsprodukte mit organischen Verbindungen (→ Kohlenwasserstoffe, → Lösemittel) sind sehr stabil. Viele halogenierte Kohlenwasserstoffe sind deshalb unbrennbar. Flammschutzmittel enthalten oft chlorierte oder bromierte Verbindungen.

Die zum Dioxin-Typus (→ Dioxine und Furane) gehörenden → PCB (polychlorierten Biphenyle) wurden aus demselben Grund und weil sie besonders gut Wärme transportieren zur Trafokühlung in Umspannwerken eingesetzt. Wegen ihrer hervorragenden Wärmetransportleistung und Unbrennbarkeit zirkulieren noch heute in fast allen Kühlschränken und Klimaanlagen der Erde die für die Ozonschutzschicht der Stratosphäre und die weltweite Klimaentwicklung so katastrophal wirkenden FCKW (Fluorchlorkohlenwasserstoffe).

Halogenierte organische Verbindungen sind fast kaum wasserlöslich, dafür aber besonders gut fettlöslich. In Organismen reichern sie sich deshalb in Fettgeweben besonders stark an. Unter natürlichen Bedingungen sind sie ungemein langlebig. Im Boden, ohne Einwirkung von UV-Licht, beträgt die Halbwertszeit für den Abbau des «Sevesogifts» 2,3,7,8-TCDD 150000 bis 200000 Jahre.

Wirkungen und Maßnahmen

Wie → Autoabgase, → Dioxine und Furane, → Flammschutzmittel, → Lösemittel, → PCB, → Pestizide.

Hausstaubmilbe → Schimmelpilze

Holzschutzmittel → Pestizide

Isocyanate

Allgemeine Stoffbeschreibung

Isocyanate sind sehr reaktionsstarke organische Verbindungen aus einem Kohlenwasserstoffrest mit einer aus je einem Stickstoff-, Kohlenstoff- und Sauerstoffatom bestehenden Molekülgruppe (–N=C=O). Die wichtigsten, die Diisocyanate, enthalten zwei solcher Gruppen. Verwendet werden sie als Härter z. B. in Epoxyharzen, besonders häufig in Polyurethanen:

- HDI: Hexamethylendiisocyanat
- MDI: Diphenylmethan-4,4'-diisocyanat
- NDI: 1,5-Naphthylendiisocyanat
- TDI: Toluylendiisocyanat (2,4-Diisocyanattoluol und 2,6-Diisocyanattoluol)

Der MAK-Wert dieser Diisocyanate ist 0,01 ppm (bzw. ml/m^3).

Formaldehydfreie Spanplatten sind, sofern es sich bei ihrem Bindemittel nicht um Gips, Kalk oder Zement handelt, fast immer mit Klebern gebunden, die Diisocyanate enthalten. Besonders gefährdet ist, wer mit Zwei-Komponenten-Lacken (2-K-Lacke) oder -Harzen arbeitet, z. B. für Versiegelungen von Holzfußböden (DD-Lacke, benannt nach den Bayer-Produkten Desmodur und Desmophen). Die Härterkomponente ist dabei immer ein Diisocyanat. Bei großflächigen Anwendungen bleibt die Raumluft auch nach dem vollständigen Abbinden noch stark belastet.

Wirkung

Schon bei geringen Konzentrationen in der Atemluft kann es zu Reizungen im Atemtrakt kommen. Isocyanate sind außerordentlich starke Allergene, die asthma- oder heuschnupfenähnliche Symptome hervorrufen. Sie sind die häufigste Ursache von Asthma als Berufskrankheit. Die typischen Asthmaanfälle können schon durch Konzentrationen von weniger als einem Zehntel des geltenden MAK-Werts ausgelöst werden. Die amerikanische Arbeitsschutzbehörde, das *National Institute for Occupational Safety and Health* (NIOSH), empfahl deshalb schon Ende der 70er Jahre einen Grenzwert von 5 ppb (=0,005 ppm).

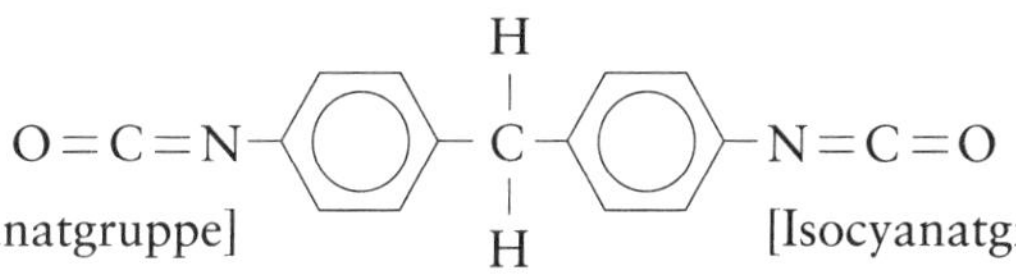

[Isocyanatgruppe] [Isocyanatgruppe]

[Phenylgruppe] [Phenylgruppe]

[Methanrest]

Diphenylmethan – 4,4'– diisocyanat

$+H_2O$ Wasser Wasser $+H_2O$

wird durch Hydrolyse zu

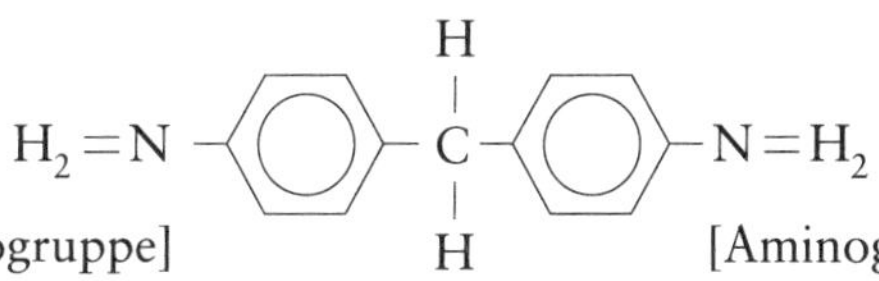

[Aminogruppe] [Aminogruppe]

[Phenylgruppe] [Phenylgruppe]

[Methanrest]

4,4'– Diaminodiphenylmethan

$+ CO_2$ und Kohlendioxid $+ CO_2$

Bei der Spanplattenverleimung kann aus Diphenylmethan-4,4'-diisocyanat durch Hydrolyse, d. h. durch die verändernde Wirkung von Wassermolekülen, das im Tierversuch krebserregende 4,4'-Diaminodiphenylmethan entstehen; zugleich entsteht Kohlendioxid (siehe dazu die Darstellung des chemischen Umwandlungsprozesses auf der vorhergehenden Seite).

Anzeichen einer chronischen Vergiftung sind zunächst Kurzatmigkeit, Atembeklemmungen und Hustenreiz, später kommt es zu Asthmaanfällen und chronischer Bronchitis.

Klinisch feststellbare Symptome sind vermindertes Atemvolumen und in schweren Fällen Gewebsnekrosen in den Bronchien.

Bei Allergikern führen bereits geringste Spuren von Diisocyanaten zu heftigen Reaktionen.

Maßnahmen

- Nachweis durch Messungen im Hausstaub.
- Nachweis durch Ermittlung des Immunglobulin-E-Werts im Serum – er gibt den Grad der allergischen Sensibilisierung an.
- Sicherer Expositionsstopp.
- Behandlung mit Atropin bzw., bei Schädigung der Bronchien, mit Acetylcholin.

Karbonsäuren

Allgemeine Stoffbeschreibung

Karbonsäuren sind von → Kohlenwasserstoffen abgeleitete Säuren mit einer charakteristischen funktionellen Gruppe aus einem Kohlenstoffatom, zwei Sauerstoffatomen und einem Wasserstoffatom (Carboxyl-Gruppe: –COOH). Karbonsäuren mit zwei Carboxyl-Gruppen sind -disäuren, mit drei -trisäuren usw.

Die einfachste Karbonsäure ist die Methansäure, besser bekannt als Ameisensäure (chemische Formel: H–COOH), eine stechend riechende Flüssigkeit, viermal stärker als Essigsäure bzw. Ethansäure mit der chemischen Formel CH_3–COOH. Ameisensäure – sie wurde früher aus Ameisen destilliert, daher der Name – wirkt chemisch ähnlich wie der von Methan abgeleitete Aldehyd, der Formaldehyd; beide haben auch sehr ähnliche Strukturen.

```
      O                                 O
      ||                                ||
  H — C — O — H   Ameisensäure      H — C — H   Formaldehyd
  [Carboxylgruppe]
```

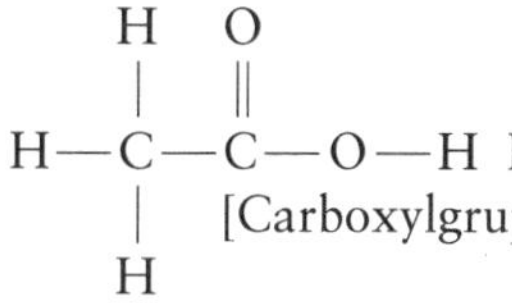

Essigsäure
[Carboxylgruppe]

Ameisensäure wird z. B. als Beize beim Färben von Wolle verwendet, als Konservierungsmittel in Fruchtsäften und im Silofutter, zur Desinfektion von Wein- und Bierfässern und zum Entkalken in der Gerberei. Anders als Formaldehyd gilt Ameisensäure nicht als krebserregend.

Karbonsäuren werden mit wenigen Ausnahmen, z. B. Ameisensäure, Oxalsäure oder Benzoesäure, als Vorprodukte für → Ester und Salze verwendet, die wiederum Zwischenprodukte für andere Endprodukte sind.

Fast alle Karbonsäuren sind kristalline, mehr oder weniger harte Feststoffe; bei Zimmertemperatur flüssig sind nur Ameisen- und Essigsäure. Reine Essigsäure (100 %ig) erstarrt bei ca. 16 °C zu «Eisessig».

Die Ester und Salze werden, wie die Karbonsäuren, in der Regel mit traditionellen Namen benannt. Die systematischen Namen zu benutzen – z. B. «Methansäure» und für die Ester und Salze «Methanoate» – ist allgemein unüblich. Natürlich vorkommende, von Alkanen abgeleitete (gesättigte) Karbonsäuren sind z. B.

- Buttersäure (Butansäure) und Kapronsäure (Hexansäure) und ihre Glycerolester, die Butyrate (Butanoate) und Kapronate (Hexanoate), in Butter,
- Kaprinsäure (Dekansäure) und ihre Ester, die Kaprinate (Dekanoate), in Kokosfett,
- die Fettsäuren Palmitinsäure (Hexadekansäure) und Stearinsäure (Oktadekansäure) und ihre Ester, die Palmitate (Hexadekanoate) und Stearate (Oktadekanoate), in härtenden Fetten.

Von Alkenen abgeleitete (ungesättigte) Karbonsäuren sind u. a.

- Acrylsäure (Propensäure) und ihre Ester, die Acrylate, die als Kunststoffmonomere Verwendung finden,
- Ölsäure (Oktadecensäure, einfach ungesättigt) und ihre (Glycerol-) Ester, die Oleate, die in fast allen Fetten und fetten Ölen enthalten sind,
- Linol- (Oktadeka-[9,12]-diensäure, zweifach ungesättigt) und Linolensäure (Oktadeka-[9,12,15]-triensäure, dreifach ungesättigt), die Bestandteile von Lein-, Nuß- und Mohnöl sind.

Wichtige Alkandisäuren sind

- Oxalsäure (Ethandisäure); sie kommt in vielen Pflanzen vor (Klee, Rhabarber, Spinat, Tomaten u. a.) und wird als Beizmittel beim Färben von Textilien benutzt,

- Malonsäure (Propandisäure); sie kommt natürlich im Zuckerrübensaft vor und ist Vorprodukt z. B. für Barbiturate (Schlafmittel),
- Adipinsäure (Hexandisäure) und die ungesättigte Maleinsäure (cis-Butendisäure); sie sind Vorprodukte in der Kunststoffherstellung (Polyamide, Polyester, Alkydharze u. a.).

Eine natürlich vorkommende Alkantrisäure ist die Zitronensäure (2-Hydroxypropan-[1,2,3]-trisäure).

Von den aromatischen Karbonsäuren werden die Phthalsäure (Benzolkarbonsäure) und die Terephthalsäure (Benzoldikarbonsäure) hauptsächlich zur Herstellung von Kunststoffen verwendet, die Benzoesäure und ihre Ester (Benzoate) zur Lebensmittelkonservierung und als Vor- und Zwischenprodukte bei der Herstellung von Farbstoffen und Pharmaka.

Als Alltagsgifte sind vor allem die einfacheren Ester der niederen Karbonsäuren in Lösemitteln von Bedeutung.

Wirkungen und Maßnahmen

Wie → Lösemittel

Ketone

Allgemeine Stoffbeschreibung

Ketone sind von → Kohlenwasserstoffen abgeleitete organische Verbindungen mit einer zweiwertigen, charakteristischen funktionellen Gruppe aus einem Kohlenstoff- und einem doppelt gebundenen Sauerstoffatom (Keto- bzw. Karbonylgruppe: >C=O), die zwei Kohlenwasserstoffreste miteinander verbindet – z. B. beim einfachsten Keton, dem Aceton, zwei Methanreste, daher auch der Name «Dimethylketon».

$$H_3C-\overset{\overset{\displaystyle O}{\|}}{C}-CH_3$$ Aceton

[Methyl] [Methyl]

[Ketogruppe]

Die systematischen Namen der Ketone enden auf -on (bzw. -dion bei zwei Keto-Gruppen, -trion bei drei usw.) und leiten sich vom Namen des Kohlenwasserstoffs mit der entsprechenden Anzahl von C-Atomen ab. Bei Aceton (bzw. Dimethylketon) sind das insgesamt drei wie bei Propan. Der systematische Name für Aceton ist deshalb Propanon.

Ketone sind wie die → Ester und → Ether in allen Bereichen der chemischen Industrie wichtige Vor- und Zwischenprodukte. Als Alltagsgifte sind vor allem die einfacheren Ketone in Lösemitteln von Bedeutung.

Wirkungen und Maßnahmen
Wie → Lösemittel

Kohlenmonoxid → Autoabgase

Kohlenwasserstoffe und davon abgeleitete Verbindungen

Allgemeine Stoffbeschreibung
Kohlenwasserstoffe gehören zu den Grundbausteinen der organischen Chemie. Sie bestehen aus Kohlenstoff- und Wasserstoffatomen. Es gibt sie natürlich und synthetisch in unüberschaubarer Vielfalt. Zur Klassifizierung gibt es deshalb neben Sammelnamen wie «Alkane», «Aromaten», «Olefine» u. a., unter denen Kohlenwasserstoff-Gruppen mit charakteristischen Eigenschaften zusammengefaßt werden, international gültige Benennungsregeln.

Alkane
(chemische Formel allgemein: C_nH_{2n+2}) sind azyklische, d. h. aus kettenförmigen Molekülen bestehende, gesättigte Kohlenwasserstoffe.

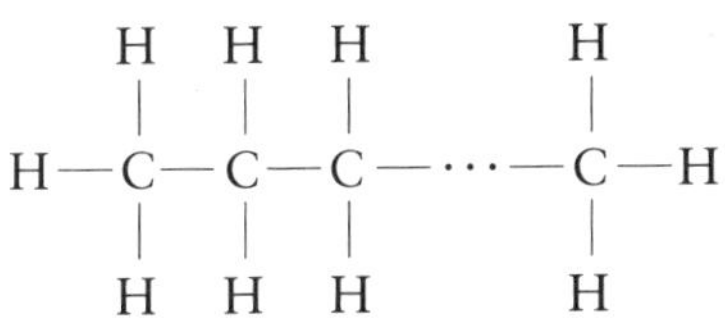
Alkane

In gesättigten Kohlenwasserstoffen sind die Kohlenstoffatome nur einfach miteinander verbunden. Diese Einfachbindungen sind besonders stabil. Alkane reagieren deshalb chemisch ziemlich träge.

Nach den internationalen Benennungsregeln enden die Namen der Alkane immer auf -an. Der einfachste Kohlenwasserstoff und zugleich das einfachste der Alkane ist das Methan (chemische Formel $H–CH_3$). Alkane mit bis zu vier Kohlenstoffatomen (Butan: $H_3C–CH_2–CH_2–CH_3$) sind bei normaler Zimmertemperatur gasförmig; mit steigender Anzahl von Kohlenstoffatomen werden sie zunächst leichtflüssig-leichtflüchtig, dann ölig-schwerflüchtig, dann wachsartig und schließlich fest. Seiner chemischen Reaktionsträgheit wegen erhielt das Gemisch aus langkettigen Alkanen, das Paraffin, seinen Namen vom lateinischen parum affinis «wenig verwandt» (mit anderen Substanzen); weil dies aber auf alle Alkane zutrifft, werden sie – nicht nur die wachsartigen – gelegentlich als «Paraffine» bezeichnet.

Alkane		
Name	*Vorkommen im Alltag*	*Schädigungspotential*
Butane (n-Butan, i-Butan, sec-Butan usw.)	Treibstoff für Gasmotoren, Heizgas, Extraktionsmittel für Lebensmittel und Geruchsstoffe	giftig nur bei Sauerstoffmangel / klimaschädlich, im → Sommersmog Oxidation zu Crotonaldehyd
Dekane (n-Dekan usw.)	Benzine, Dieselkraftstoffe, Lösemittel	geringe Toxizität, Allergien möglich
Dodekane (n-Dodekan usw.)	Benzine, Dieselkraftstoffe, Lösemittel	geringe Toxizität, Allergien möglich
Ethan (Äthan)	nur Gas für spezielle technische Zwecke	giftig nur bei Sauerstoffmangel / klimaschädlich, im → Sommersmog Oxidation zu Acetaldehyd
Heptane (n-Heptan usw.)	Benzine, Lösemittel	Hirn- und Nervenschäden, Anämie, Leberschäden, Kreislaufschäden
Hexane (n-Hexan usw.)	Benzine, Lösemittel, Extraktionsmittel für Lebensmittel und Geruchsstoffe	Hirn- und Nervenschäden, allergisierend, Haut- und Schleimhautreizung
Methan (Grubengas, Sumpfgas)	Viehhaltung, Mülldeponien, Erdgas	kaum giftig / klimaschädlich, im → Sommersmog Oxidation zu → Formaldehyd
Nonane (n-Nonan usw.)	Benzine, Lösemittel	geringe Toxizität, Hirn- und Nervenschäden möglich
Oktane (n-Oktan usw.)	Benzine, Lösemittel	geringe Toxizität, Hirn- und Nervenschäden möglich
Pentane (n-Pentan usw.)	Benzine, Lösemittel	Hirn- und Nervenschäden, allergisierend, Haut- und Schleimhautreizung
Propane (n-Propan, i-Propan)	Treibgas, Heizgas, Extraktionsmittel für Lebensmittel und Geruchsstoffe	giftig nur bei Sauerstoffmangel / klimaschädlich, im → Sommersmog Oxidation zu → Acrolein
Undekane (n-Undekan usw.)	Benzine, Dieselkraftstoffe, Lösemittel	geringe Toxizität, Allergien möglich

Alkene

oder Olefine (chemische Formel allgemein C_nH_{2n}) sind azyklische, einfach ungesättigte Kohlenwasserstoffe.

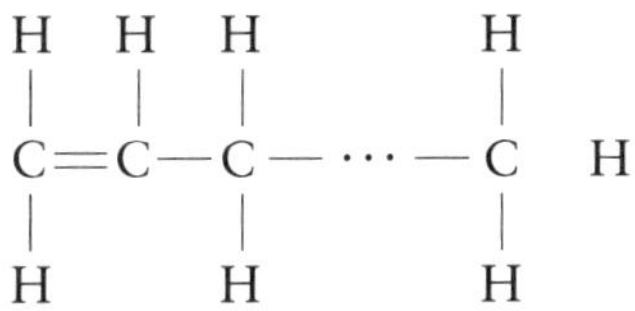

Alkene

Mehrfach ungesättigt sind Alkadiene (zweifach), Alkatriene (dreifach) usw.

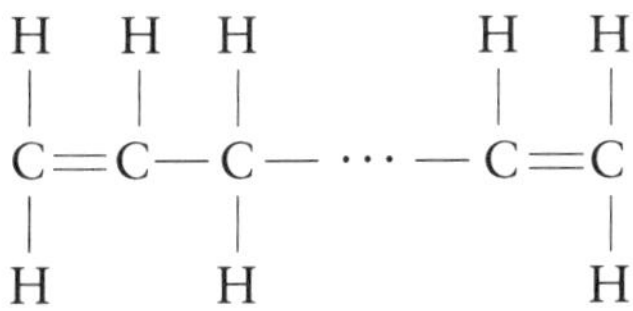

Alkadiene (allgemein C_nH_{2n-2})

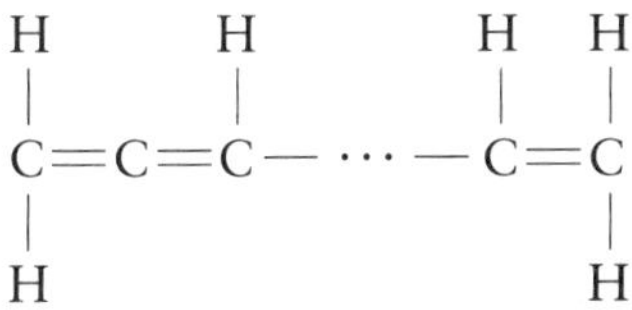

Alkatriene (allgemein C_nH_{2n-4})

Bei ungesättigten Verbindungen sind in der Kette der C-Atome mindestens zwei durch eine Doppelbindung verknüpft. Bei ihnen besteht immer die Tendenz, diese Doppelbindung in eine Einfachbindung umzuwandeln. Alkene reagieren deshalb stark. Sie polymerisieren leicht.

Nach den internationalen Benennungsregeln werden die Namen der Alkene von den entsprechenden Alkanen mit der Endung -en abgeleitet. Das einfachste Alken ist Ethen (chemische Formel $H_2C{=}CH_2$), besser bekannt als Ethylen.

Ein in der Natur sehr häufiges Alken ist das Isopren (2-Methylbuta-[1,3]-dien, chemische Formel $H_2C{=}C[CH_3]{-}CH{=}CH_2$): das Monomer von Naturkautschuk, Baustein der Carotinoide (wie etwa Vitamin A), des Phytols im Chlorophyll und aller → Terpene. Alkene sind hauptsächlich als Zwischenprodukte in der chemischen Industrie von Bedeutung.

Alkine,

deren Namen mit der Endung -in von den entsprechenden Alkanen abgeleitet werden, sind azyklische Kohlenwasserstoffe mit mindestens einer Dreifachbindung zwischen zwei C-Atomen. Chemisch reagieren sie noch heftiger als die Alkene.

Von Bedeutung ist nur Ethin, besser bekannt unter der alten Bezeichnung Acetylen (chemische Formel HC≡CH). Es ist das Ausgangsprodukt aller Kunststoffe mit einer Vinylgruppe (Polyethylen, Polypropylen, Polystyrol, Polyvinylacetat, Polyvinylalkohol, Polyvinylchlorid u. a.).

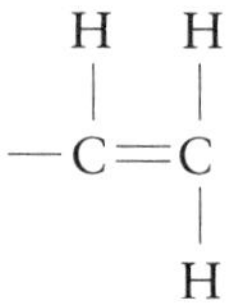

Vinylgruppe

Aromaten,
bzw. nach den internationalen Benennungsregeln Arene, sind zyklische (ringförmige), ungesättigte Kohlenwasserstoffe mit der Besonderheit, daß es sich bei den Ringen, die das Molekül bilden, um Benzolringe (Abb. → Benzol) mit oder ohne Seitenketten handelt.

Aromaten mit einem Benzolring sind bei Zimmertemperatur flüssig. Dazu gehören außer Benzol auch die davon abgeleiteten Benzolhomologe

- Ethylbenzol (C_6H_5–[CH_2–CH_3]),
- Styrol (Vinylbenzol: C_6H_5–[CH=CH_2]),
- Toluol (Methylbenzol: C_6H_5–CH_3) und die
- Xylole (o-Xylol bzw. 1,2-Dimethylbenzol: C_6H_4-1,2-[CH_3]$_2$; m-Xylol bzw. 1,3-Dimethylbenzol: C_6H_4-1,3-[CH_3]$_2$; p-Xylol bzw. 1,4-Dimethylbenzol: C_6H_4-1,4-[CH_3]$_2$).

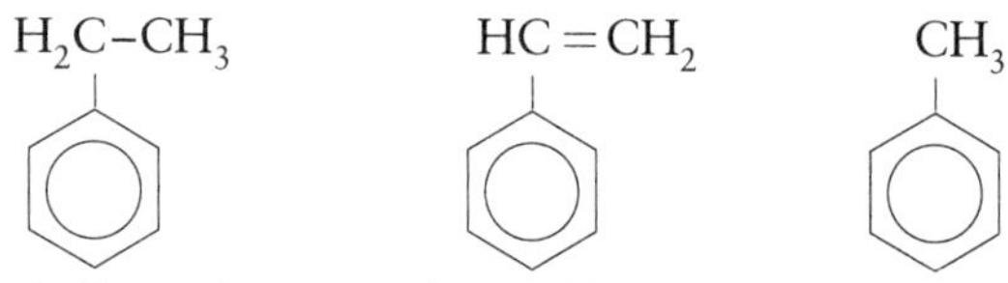

Ethylbenzol Styrol (Vinylbenzol) Toluol

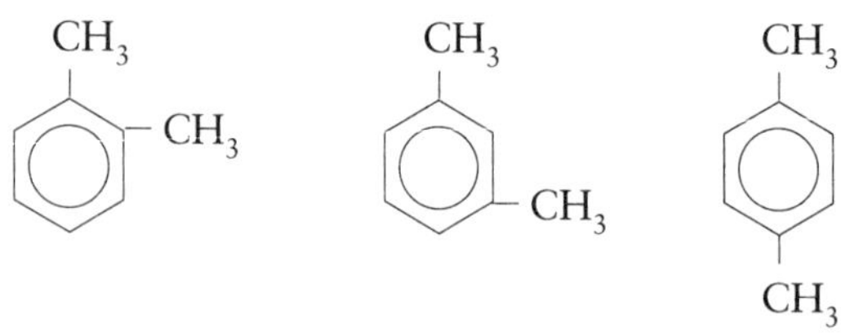

o-Xylol m-Xylol p-Xylol

Diese einfachen Aromaten sind Bestandteile vieler → Lösemittel, → Styrol ist auch Monomer in einer Reihe von Kunststoffen; sie haben alle ein erhebliches Schadenspotential.

Benzol, Toluol und Xylole, die in aromatenhaltigen Lösemittelgemischen oft gemeinsam vorkommen, werden auch unter dem Sammelnamen «BTX-Aromaten» zusammengefaßt. Polyzyklische Aromaten, bzw. «polyzyklische aromatische Kohlenwasserstoffe» – bei Zimmertemperatur in der Regel Feststoffe – sind Aromaten mit zwei oder mehr Benzolringen. Gebräuchlicher als Bezeichnung sind die Abürzungen → PAK und (aus dem Englischen abgeleitet) PAH.

Da es sich bei den Aromaten um ungesättigte Verbindungen handelt, enden ihre systematischen Namen nach den internationalen Benennungsregeln wie bei den Alkenen auf -en: Benzol = Benzen, Styrol = Styren, Toluol = Toluen, Xylole = Xylene usw. Diese Bezeichnungen findet man, wo internationale Vorschriften eine Deklarierung der Inhaltsstoffe erzwingen, z. B. bei Kosmetika oder Reinigungsmitteln.

Cycloalkane bzw. Cycloalkene

(bzw. Cycloalkadiene, -alkatriene usw.) sind ringförmige, gesättigte bzw. ungesättigte Kohlenwasserstoffe, die sich nicht aus Benzolringen aufbauen – es sind alizyklische, d. h. auf andere Weise ringförmige – Verbindungen. Benannt werden sie mit dem Vorsatz Cyclo- nach den kettenförmigen (azyklischen) Verbindungen mit derselben Anzahl von Kohlenstoffatomen und denselben Bindungsverhältnissen (gesättigt oder ungesättigt): Cyclopropan, Cyclohexan, Cyclobutadien...

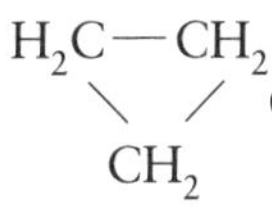
Cyclopropan

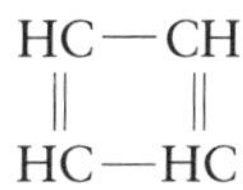
Cyclobutadien

Als Alltagsgifte bedeutende alizyklische Kohlenwasserstoffe sind vor allem Bestandteile von → Lösemitteln.

Aliphate bzw. Cycloaliphate

werden alle azyklischen und alizyklischen Kohlenwasserstoffe und die davon abgeleiteten Verbindungen (→ Aldehyde, → Alkohole, → Ester, → Ether, → Ketone) genannt. Eine Inhaltsstoffangabe wie «aliphatische Kohlenwasserstoffe» besagt daher im Grunde fast nichts, außer daß in dem betreffenden Produkt keine Aromaten enthalten sind.

Heterozyklische Verbindungen

(was man etwa durch «Verbindungen mit andersartigen Ringsystemen» übersetzen könnte) haben sehr ähnliche Strukturen wie aromatische und alizyklische Kohlenwasserstoffe; ihre Ringsysteme enthalten neben C-Atomen aber auch andere, z. B. Sauerstoff-, Schwefel- oder Stickstoffatome:

– Sauerstoff z. B. bei dem krebserregenden Ethylenoxid (1,2- Epoxyethan), hauptsächlich als Zwischenprodukt in der chemischen Industrie und zur Gerätesterilisation in chemischen und medizinischen Labors verwendet; bei Furan, Dioxan und Dioxinen (→ Dioxine und Furane); in Vitamin C (Ascorbinsäure); auch im Haschischwirkstoff, einem Gemisch aus Tetrahydrocannabinolen.

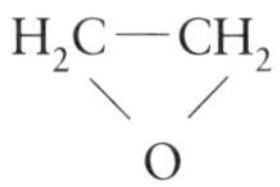

Ethylenoxid

– Schwefel z. B. im Vitamin B_1 (Thiamin) und Vitamin H (Biotin) oder in Thiophen, einer nach Benzol riechenden, leichtentzündlichen Flüssigkeit im Erdöl und als Verunreinigung im → Benzol, die ein ähnliches Schadenspotential hat wie Benzol, allerdings soll sie nicht krebsauslösend wirken.

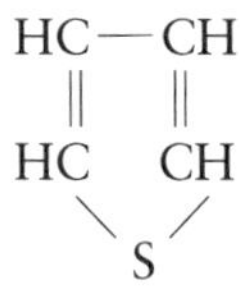

Thiophen

– Stickstoff in einer Vielzahl unterschiedlichster Substanzen, z. B. in
  - Melamin, einem Vorprodukt zur Herstellung von Kunststoffen und Klebstoff-Bindemitteln (Aminoplaste, → Formaldehyd);
  - Vorprodukten von Arzneimitteln und Farbstoffen (Pyrazol, Pyrimidin, Phenazon, Aminophenazon);
  - Alkaloiden (Arzneimittel, Drogen bzw. Gifte wie Chinin, Kodein, Nikotin, Koffein, Heroin, LSD, Strychnin, Pilzgifte, Pflanzengifte in Tollkirsche, Herbstzeitlose, Eisenhut u. a.);
  - Vitaminen und in den Bausteinen allen Lebens, den Nukleinsäurebasen der DNS: Adenin, Cytosin, Guanin und Thymin.

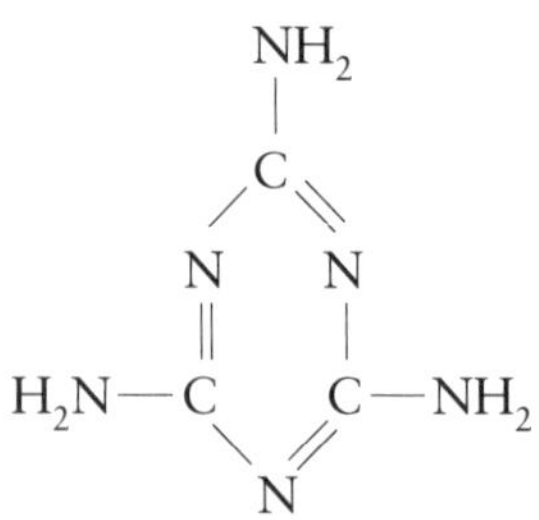

Melamin

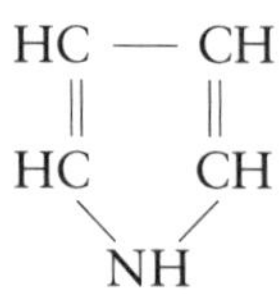

Pyrazol

Chlorkohlenwasserstoffe (CKW)
können aus Kohlenwasserstoffverbindungen aller Art – Alkoholen, Estern, Ethern usw. – hergestellt werden. Dabei treten Chloratome an die Stelle eines oder mehrerer Wasserstoffatome. Chlorkohlenwasserstoffe sind besonders schädlich für Gesundheit und Umwelt. Sie sind biologisch kaum abbaubar. Da man mit ihnen noch bis in die jüngste Vergangenheit sehr sorglos umgegangen ist und in vielen Weltgegenden auch weiterhin die in Europa und den USA hergestellten chlorierten Gifte massenhaft und rücksichtslos einsetzt, sind sie inzwischen weltweit fester Bestandteil der menschlichen Nahrung.

Zu den CKW gehören neben den chlorierten → Dioxinen und Furanen, die als produktionsbedingte Verunreinigungen immer in den betreffenden Produkten vorhanden sind,
- die «klassischen» → Pestizide DDT, Pentachlorphenol und Lindan, aber auch moderne wie Dichlofluanid, Permethrin oder Tebuconazol,
- die Monomere des Massenkunststoffs PVC oder Chloropren,
- Lösemittel in besonders wirkungsvollen Abbeizern, Verdünnern oder Pinselreinigern,
- Reinigungsmittel in chemischen Reinigungen.

All dies sind Materialien, auf die man im Alltag gut verzichten kann.

Wirkungen und Maßnahmen
Wie → Autoabgase, → Dioxine und Furane, → Lösemittel, → PAK, → Pestizide.

Lindan → Pestizide

Lösemittel

Allgemeine Stoffbeschreibung
Lösemittel sind bei Zimmertemperatur flüssige und mehr oder weniger leicht verdunstende, d. h. leichtflüchtige Stoffe, die andere Stoffe in sehr feiner Verteilung aufnehmen können, ohne sich oder die aufgenommenen Stoffe chemisch zu verändern. Bei Zimmertemperatur schwerflüchtige Stoffe mit sonst gleichen Eigenschaften werden «Weichmacher» genannt.

Fast alle chemischen Prozesse finden in Lösungen statt. Das Lösemittel, in dem die chemischen Prozesse des Lebens ablaufen, ist das Wasser. Es ist als einziges unschädlich für Gesundheit und Umwelt.

Für viele im Alltag verwendete flüssige Produkte ist Wasser als Lösemittel ungeeignet. So sind z. B. nur Leimfarben wirklich wasserlösliche Anstrichmittel. In Kalk-, Zement- und Silikatfarben ist Wasser das Reaktionsmittel zur Erhärtung. Dispersionsfarben, auch die der «Naturfarben»-Hersteller, und sogenannte Wasserlacke enthalten immer mehr oder weniger geringe Zusätze an organischen Lösemitteln, selbst wenn sie als «lösemittelfrei» bezeichnet werden dürfen. Größere Mengen organischer Lösemittel enthalten vor allem Primer, Grundierungen und Imprägnierungen für alle Untergründe sowie Lacke, Lasuren und Versiegelungen für Holz- oder Metalloberflächen.

Ähnliches gilt für die großflächig verwendeten Baukleber: Für die meisten Zwecke gibt es lösemittelfreie mineralische Produkte mit Gips, Kalk oder Zement als Bindemittel oder lösemittelarme Dispersionskleber – auch für Klebearbeiten mit Holz (Parkett, Dielen), Kork, Linoleum oder Teppichen. Großflächige Anwendungen lösemittelhaltiger Kleber werden, jedenfalls im Alltag, nur noch für wenige Spezialzwecke wirklich gebraucht.

Größeren Gefahren setzt sich aus, wer häufig mit den in der Regel nur sehr kleinflächig angewandten Klebern für alle möglichen Zwecke in Haushalt und Hobby umgeht. Diese Kleber enthalten fast alle große Mengen an Lösemitteln, die beim Kleben ziemlich konzentriert eingeatmet werden.

Viele Lösemittel, wie Ethanol (Spiritus), Propanol und die → Terpene, sind nur wenig veränderte pflanzliche Naturprodukte. Die übrigen werden aus Erdgas und Erdöl hergestellt.

Bei den im Alltag häufigsten Lösemitteln handelt es sich um Gemische. Die wichtigsten sind:

- Testbenzin, auch als «Lackbenzin» oder «Terpentinersatz» bezeichnet, ein Gemisch aus bis zu 80 verschiedenen Alkan (→ Kohlenwasserstoffe); Aromaten können in Testbenzin höchstens in sehr geringen Mengen (weniger als 1 %) als Verunreinigungen enthalten sein. Testbenzin löst Öllacke und -farben, Alkydharzlacke und -farben, Cyclokautschuk, Bitumen- und Asphaltbeschichtungsmittel sowie Kleber mit denselben Bindemitteln.
- Kunstharzverdünnung, ein Gemisch aus Testbenzin, Aromaten wie Xylol und Toluol, gelegentlich auch geringen Mengen an Butanol, Estern und Ethern. Kunstharzverdünnungen lösen vor allem Alkydharzlacke und -farben; sie sind Lösemittel in vielen Alleskleberern.
- Nitroverdünnung, ein Gemisch aus Estern, Ethern, Ketonen und Alkoholen (fast immer nur Ethanol), dazu gelegentlich auch Aromaten (Xylole, Toluol). Nitroverdünnungen lösen Nitrolacke und -farben.

Was in den sonstigen, von den Herstellern als «Spezialverdünner» oder «Universalverdünner» benannten Gemischen alles zusammenkommt, läßt sich unmöglich im einzelnen voraussagen; die Zusammensetzungen können sich auch immer wieder ändern, ohne daß der

Name des Produkts wechselt. Schädlich für Gesundheit und Umwelt sind diese Gemische mit Sicherheit.

Um welche Stoffe es sich im einzelnen handelt, muß nicht angegeben werden, es sei denn, Bestandteile des Gemischs sind in der Gefahrstoffverordnung als «giftig», «gesundheitsschädlich» oder «reizend» eingestuft und ihre Konzentration in einem Produkt – z. B. in einem Verdünner oder Pinselreiniger oder einem Anstrichmittel – überschreitet eine bestimmte Grenze. Sie liegt für

- giftige Stoffe bei einem Gehalt von 0,2 % oder mehr; zu den giftigen Stoffen gehören u. a. Benzol, Phenol, Tetrachlorethan, Tetrachlormethan, Methylbutylketon (MBK) und Methanol;
- gesundheitsschädliche (oder «mindergiftige» Stoffe) je nach Gefährdungspotential bei einem Gehalt von 3 % oder mehr (u. a. Chlorbenzol, Ethylenchlorid, Trichlorethan, Hexan), 6 % oder mehr (u. a. Butylglykol, Di- und Tetrachlorethen), 10 % oder mehr (u. a. Dimethylcarbonat, Ethylbenzol, Methylglykol, Terpentinöl, Toluol, Xylol) oder 20 % und mehr (u. a. verschiedene «Glykole», Dichlormethan, Hexanol, Butanol);
- reizende Stoffe je nach Gefährdungspotential bei Gehalten zwischen 10 % (u. a. Diisobutylketon, Acetal) und 25 % (u. a. Styrol und Tetrahydrofuran).

Sind die genannten Konzentrationsgrenzen überschritten, muß der Hersteller die Bestandteile nennen und die Gebinde mit den in der Gefahrstoffverordnung festgesetzten Gefahrensymbolen kennzeichnen. Außerdem muß er mit den dort gleichfalls vorgeschriebenen Risikosätzen und Sicherheitshinweisen die Gefahren benennen und Sicherheitsmaßnahmen fordern. Der Umstand, daß all diese Vorschriften der Gefahrstoffverordnung zu erfüllen sind, ist einer der wichtigsten Gründe, warum immer mehr Hersteller lösemittelhaltiger Produkte auf giftige oder gesundheitsschädliche Komponenten verzichten.

Lösemittel		
Name	*Vorkommen im Alltag*	*Schädigungspotential*
Alkane		
Dekane	viele Farben, Kleber, Wachse, Schuhcremes, Öle, Emulsionen	geringe Toxizität, Allergien möglich
Dodekane	viele Farben, Kleber, Wachse, Schuhcremes, Öle, Emulsionen	geringe Toxizität, Allergien möglich

Name	*Vorkommen im Alltag*	*Schädigungspotential*
Heptane	Testbenzine, «Terpentinersatz», Universalverdünner, Pinselreiniger, viele Farben, Lacke und Kleber	Hirn- und Nervenschäden, Anämie, Leberschäden, Kreislaufschäden
Hexane	Waschbenzine, Universalverdünner, schnelltrocknende Lacke und Kleber	Hirn- und Nervenschäden, Muskelschwund, allergisierend, Haut- und Schleimhautreizung
Nonane	Testbenzine, «Terpentinersatz», Universalverdünner, Pinselreiniger, viele Farben, Lacke und Kleber	geringe Toxizität, Hirn- und Nervenschäden möglich
Oktane	Testbenzine, «Terpentinersatz», Universalverdünner, Pinselreiniger, viele Farben, Lacke und Kleber	geringe Toxizität, Hirn- und Nervenschäden möglich
Pentane	Waschbenzine, Reinigungsmittel, Öle und Fette	Hirn- und Nervenschäden, allergisierend, Haut- und Schleimhautreizungen
Undekane	viele Farben, Kleber, Wachse, Schuhcremes, Öle, Emulsionen	geringe Toxizität, Allergien möglich
Alkohole		
Butanole	Schellack, Nitrolacke, andere Kunststoffkleber, -lacke, -farben, Extraktionsmittel für Geruchsstoffe	Hirn- und Nervenschäden, Haut- und Schleimhautreizungen
Ethanol (auch Spiritus oder Pflanzenalkohol)	«Naturfarben», Nitrolacke, Schellack, Kosmetika, Pharmazeutika, Reinigungsmittel	Hirn- und Nervenschäden, Leberschäden
Isopropanol	Schellack, Nitrolacke, andere Kunststoffkleber, -lacke, -farben, Extraktionsmittel für Geruchsstoffe	Hirn- und Nervenschäden, Leberschäden, Haut- und Schleimhautreizungen

Name	*Vorkommen im Alltag*	*Schädigungspotential*
Methanol	sehr selten in speziellen Klebern, Farben, Lacken, Extraktionsmittel für Lebensmittel und Geruchsstoffe, Farbentferner	Hirn- und Nervenschäden, Erblindung / wird durch die Haut aufgenommen / GefStoffV: sehr giftig
Methylcyclohexanol	hauptsächlich in Bitumen; Fette, Wachse, Schuhcremes	Hirn- und Nervenschäden, Haut- und Schleimhautreizungen
Phenylmethanol	Nitrolacke, andere Kunststoffkleber, -lacke, -farben, Extraktionsmittel für Geruchsstoffe	Hirn- und Nervenschäden, Haut- und Schleimhautreizungen
Propanol	Schellack, Nitrolacke, andere Kunststoffkleber, -lacke, -farben	Hirn- und Nervenschäden, Leberschäden
Aromaten		
Benzol	nur sehr geringe Mengen in speziellen Klebern, Lacken, Farben	Hirn- und Nervenschäden, Leberschäden, krebserregend (Blutkrebs) / MAK III A1
Ethylbenzol	viele Kunststoffkleber, -lacke, -farben, Wachse, Schuhcremes, Pinselreiniger, Universalverdünner	Hirn- und Nervenschäden, Haut- und Schleimhautblutungen / wird durch die Haut aufgenommen / GefStoffV: reizend
Isopropenylbenzol (alpha-Methylstyrol, Cumol)	in Speziallösemitteln	Hirn- und Nervenschäden, Leber- und Nierenschäden / wird durch die Haut aufgenommen / GefStoffV: reizend
Styrol	alle Polyesterkleber, -lacke, -farben	Hirn- und Nervenschäden, Leberschäden, möglicherweise krebserregend
Toluol	viele Kunststoffkleber, -lacke, -farben, Wachse, Schuhcremes, Pinselreiniger, Universalverdünner	Hirn- und Nervenschäden, Leberschäden, möglicherweise krebserregend

Name	*Vorkommen im Alltag*	*Schädigungspotential*
Xylole	viele Kunststoffkleber, -lacke, -farben, Wachse, Schuhcremes, Pinselreiniger, Universalverdünner	Hirn- und Nervenschäden, Leberschäden, möglicherweise krebserregend
CKW (Chlorkohlenwasserstoffe)		
Dichlormethan	sehr scharfe Abbeizer, Chlorkautschuk-Kleber und -Lacke, Extraktionsmittel für Lebensmittel und Geruchsstoffe	Hirn- und Nervenschäden Schlafstörungen / wird durch die Haut aufgenommen, krebserregend / MAK III A2
Perchlorethylen (Per, Tetrachlorethen)	Mittel zur Metallentfettung, chemische Reinigung	Hirn- und Nervenschäden, krebserregend / MAK III B
Cycloalkane		
Cyclohexan	Extraktionsmittel für Lebensmittel und Geruchsstoffe	Hirn- und Nervenschäden, allergisierend, Haut- und Schleimhautreizung
Dekalin	Öle, Alkydharze, Bitumen	geringe Toxizität, Allergien möglich
Tetralin	Öle, Alkydharze, Bitumen	geringe Toxizität, Allergien möglich
Ester		
Butylacetat	Extraktionsmittel für Lebensmittel und Geruchsstoffe, Kleber und Farben aus PVAC, Chlorkautschuk, Acrylaten, Zellulosenitrat	Hirn- und Nervenschäden
Ethylacetat	Extraktionsmittel für Lebensmittel und Geruchsstoffe, Speisearomen, schnelltrocknende Lacke, eine Reihe von Klebern	Hirn- und Nervenschäden, wenig toxisch

Name	*Vorkommen im Alltag*	*Schädigungspotential*
Ethylglykolacetat (2-Ethoxyethylacetat)	Schellack und andere schnelltrocknende Lacke, Chlorkautschuk, Acrylate, Polyester	Hirn- und Nervenschäden / wird durch die Haut aufgenommen
Methylacetat	Extraktionsmittel für Lebensmittel und Geruchsstoffe, Nitrolacke, Polyester, Harnstoff-, Melamin- und Phenolharze	Hirn- und Nervenschäden
Methylglykolacetat (2-Methoxyethylacetat)	Nitrolacke, Alkydharze, Polyester, Chlorkautschuk, Acrylate, PVC	Hirn- und Nervenschäden / wird durch die Haut aufgenommen
Ether		
Butylglykol (2-Butylglykol, 2-Butoxyethanol),	Schellack, Nitrolacke, Alkydharze, Chlorkautschuk, Acrylate, Harnstoff-, Melamin-, Phenolharze	Hirn- und Nervenschäden / wird durch die Haut aufgenommen
Diethylether	Extraktionsmittel für Geruchsstoffe, Schellack, Nitrolacke	Hirn- und Nervenschäden, kann auch Anämie verursachen
Ethylglykol (2-Ethoxyethanol)	Schellack, Nitrolacke, Alkydharze, Chlorkautschuk, Acrylate, Harnstoff-, Melamin-, Phenolharze	Hirn- und Nervenschäden / wird durch die Haut aufgenommen
Methylglykol (2-Methoxyethanol)	Schellack, Nitrolacke, Acrylate, PVAC, Harnstoff-, Melamin-, Phenolharze	Hirn- und Nervenschäden, wahrscheinlich fruchtschädigend / wird durch die Haut aufgenommen
Tetrahydrofuran	Acrylate, PVAC, PVC, Chlorkautschuk	Kollapsneigung, eventuell Leber- und Nierenschäden

Name	*Vorkommen im Alltag*	*Schädigungspotential*
Ketone		
Aceton (2-Propanon, Dimethylketon)	schnelltrocknende Lacke, Chlorkautschuk, Nagellack	Hirn- und Nervenschäden, Ekzeme, in schweren Fällen auch Anämie
Cyclohexanon	schnelltrocknende Lacke, Chlorkautschuk, Nagellack, Bitumen, PVAC, PVC	Hirn- und Nervenschäden
Isophoron (3,5,5-Trimethyl-2-cyclohexen-1-on)	Nitrolacke, Alkydharze, PVAC	Hirn- und Nervenschäden, wenig toxisch
Methylethylketon (2-Butanon, MEK)	Extraktionsmittel für Geruchsstoffe, schnelltrocknende Lacke, Kleber	Hirn- und Nervenschäden, Lungenödem, Leber- und Nierenschäden
Methylisobutylketon (4-Methylpentan-2-on)	Extraktionsmittel für Geruchsstoffe, schnelltrocknende Lacke, Kleber, Polyester, PVC	Hirn- und Nervenschäden, vor allem als Wirkungsverstärker von Methylethylketon
Terpene		
Citrusterpene	Farben, Lacke und Lasuren der Hersteller von «Naturfarben», Kosmetika, Haushaltsreiniger, Geschirrspülmittel	Allergien, einige potentiell krebsfördernd (?)
Terpentinöle	Farben, Lacke und Lasuren, Kleber, Wachse, Schuhcremes, Haushaltsreiniger	Allergien, Ekzeme, «Malerekzem»

Wirkung

Alle Lösemittel außer Wasser sind Hirn- und Nervengifte; alle außer Wasser sind umweltschädlich. Da sie in riesigen Mengen verbraucht werden, zählen sie neben den Kraftstoffen zu den häufigsten Umweltgiften. In der Atmosphäre werden sie zu Photooxidantien verändert. Dadurch tragen sie ganz erheblich zum → Sommersmog und zur Verstärkung des Treibhauseffekts bei.

Eingeatmete Lösemitteldämpfe wirken besonders stark hirn- und nervenschädigend; sie werden im Gehirn gespeichert. Über die Lunge und die Haut ins Blut gelangte Lösemittel werden zunächst in Leber und Niere, dann aber auch im Fettgewebe gespeichert.

Lösemittel können einander in ihrer Schadwirkung potenzieren (s. den Abschnitt «Kombinationswirkungen» in Kapitel 1). Sie verstärken außerdem die Wirkungen anderer Hirn-, Nerven- und Lebergifte, besonders von Metallen, wie sie in Pigmenten (früher häufiger, jetzt erheblich seltener) und als → Zahngifte vorkommen, und von Wirkstoffen in Holzschutzmitteln (→Pestizide).

Die Betroffenen leiden an Leber- und Nierenschäden und einer Reihe von «unspezifischen» Symptomen, wie sie auch bei chronischen Vergiftungen durch → Alkohole, → Amalgam, → Blei, → Cadmium, → Dioxine und Furane vorkommen:

Gliederzittern	Müdigkeit
Kopfschmerz	Kribbeln in Händen und Füßen
Trigeminusneuralgien	Schwindel
Schlafstörungen	Sehstörungen
Konzentrationsschwäche	

Skandinavische Arbeitsmediziner haben in dem gemeinsamen Auftreten dieser unspezifischen Symptome ein Krankheitsbild gefunden, das besonders bei Malern und Lackierern häufig auftritt. Sie nannten die Krankheit «Psychoorganisches Syndrom» (POS). In vielen Fällen von POS können auch durch gängige medizinische Untersuchungsmethoden (EEG, Nervengewebsuntersuchungen, Autopsien) Schäden im Zentralen und Peripheren Nervensystem festgestellt werden, sogenannte Polyneuropathien. Es gibt aber auch Fälle von POS, die nur durch psychologische (nicht neurologische!) Tests angezeigt werden.

Die jahrzehntelange Anwendung von lösemittelhaltigen Holzschutzmitteln in Innenräumen hat bei einem großen Teil der Bevölkerung zu schweren Allergien, Immundefekten und Schäden des Zentralen Nervensystems geführt.

Maßnahmen

- Nachweis der gegenwärtig vorhandenen Lösemittel durch ein mindestens acht Tage lang aufgestelltes Kohlesammelröhrchen, im gekehrten offenen Hausstaub und akut im Blut und Urin.
- Nachweis länger zurückliegender Vergiftungen in Fettgeschwülsten (Lipomen), in Zahnwurzeln durch Röntgen und in verstecktem

Hausstaub an schwer zugänglichen Stellen, z. B. unter lange nicht verrückten Möbeln.
- Indirekter Nachweis: Allgemeine Befindlichkeit und Gesundheitszustand chronisch Vergifteter bessern sich bei vollständigem Expositionsstopp.

Entgiftung durch Expositionsstopp ist die wichtigste Entgiftungsmaßnahme. Geringe Organschäden über kurze Dauer können sich nach einem Expositionsstopp bessern.

Entgiftung durch Kohle- und/oder Paraffinölgaben bei Nulldiät nur unter ärztlicher Aufsicht.

Vorsichtsmaßnahmen bei Geschädigten
- Vollständiger Expositionsstopp gegenüber allen Nervengiften!
- Kein Rauchen oder Passivrauchen!
- Kein Alkohol, auch nicht in kleinsten Mengen!
- Vorsicht vor verstecktem Alkohol!
- Äußerste Vorsicht bei Aromatherapien!
- Keine Gewichtsabnahme ohne Schutz; die Lösemittel aus den Fettdepots können sonst über das Blut in andere Organe gelangen!
- Periodische Fettentgiftung! Sie ist allerdings nur sinnvoll, wenn sicher keine Gifte mehr aufgenommen werden.

Forderungen

- **Verzicht auf lösemittelhaltige Reinigungsmittel, wo immer das möglich ist!**
- **Verzicht auf lösemittelhaltige Farben, Lacke und Kleber – das ist fast immer möglich!**
- **Verzicht auf Sprays aller Art!**
- **Verzicht auf Kleidung, die chemisch gereinigt werden muß!**
- **Verzicht auf «Luftverbesserer» – auch aus «natürlichen» Substanzen! Regelmäßiges Lüften ist der beste Luftverbesserer!**

Metalle

Allgemeine Stoffbeschreibung

Die überwiegende Mehrzahl der als Alltagsgifte wirkenden Metalle ist Bestandteil von «Dentallegierungen», den Legierungen für metallische Zahnfüllungen oder Zahnersatz. Die anderen wichtigen Quellen sind – in der Reihenfolge ihrer Bedeutung – Verkehr (→ Autoabgase), Müllverbrennung und Betriebe der Metallerzeugung und -verarbeitung.

Aufgenommen werden die Metalle als atembare Stäube und über mehr oder weniger stark verseuchte Lebensmittel. Alle Metalle wirken als Allergene und Nervengifte. Manche von ihnen sind krebserregend, erbgutverändernd und fruchtschädigend.

Die am weitesten verbreiteten und als Alltagsgifte besonders bedeutsamen Metalle sind, wie die Metallegierung → Amalgam, in Einzelartikeln dargestellt: → Aluminium, → Arsen, → Blei, → Cadmium, → Palladium, → Quecksilber.

Hier eine Übersicht über die Metalle, die als Alltagsgifte wirken, und ihr Schädigungspotential:

Metalle

Name und Symbol		*Vorkommen im Alltag*	*Schädigungspotential*
Aluminium	Al	viele Alltagsprodukte (→ Aluminium), Dentallegierungen	Gedächtnisstörungen, Elektrosensibilität, allgemeine nervöse Störungen, in schweren Fällen möglicherweise Alzheimersyndrom
Arsen	As	Müllverbrennung, Stein- und Braunkohleverbrennung, Seefische	krebserregend (MAK III A1): Haut-, Leber-, und Bronchialkrebs, erbgutverändernd, fruchtschädigend, Hirn- und Nervenschäden
Beryllium	Be	Dentallegierungen	krebserregend (MAK III A2)
Blei	Pb	verbleite Benzine, Autoabgase, Müllverbrennung, Klärschlamm	krebsfördernd, fruchtschädigend, Anämie, Hirn- und Nervenschäden, Nierenschäden
Cadmium	Cd	Hausmülldeponien, Müllverbrennung, Klärschlamm, Stein- und Braunkohleverbrennung, Innereien (besonders Nieren), Meeresfrüchte, Kunststoffe (vor Anfang der achtziger Jahre)	krebserregend (MAK III A2), erbgutverändernd, fruchtschädigend, Osteoporose, Nierenschäden

Name und Symbol		*Vorkommen im Alltag*	*Schädigungspotential*
Chrom	Cr	Dentallegierungen, Chrom(VI)-Verbindungen in Müllverbrennung und Klärschlamm, Leder, Kochgeschirr	Chrom(VI) und seine Verbindungen wirken krebserregend (MAK III A2), die Toxizität der anderen Oxidations stufen des Chroms ist erheblich geringer, allergisierend (z. B. bei der Verwendung von Geschirr und Eßbesteck aus Chromlegierungen)
Gallium	Ga	Dentallegierungen	Haut- und Schleimhautschäden durch galliumhaltige Legierungen, allergische Gewebsreaktionen
Gold	Au	Dentallegierungen	Allergien, Nieren- und Blutbildschäden
Indium	In	Dentallegierungen	Nierenschäden durch Palladium-Indium-Legierungen
Iridium	Ir	Dentallegierungen	Legierungen sind im Tierversuch potentiell krebsfördernd
Kobalt	Co	Dentallegierungen	krebserregend (MAK III A2), allergisierend (Kreuzallergien mit Chrom und Nickel)
Kupfer	Cu	Dentallegierungen (Amalgam), Innereien, Meeresfrüchte (vor allem Austern und Muscheln)	Allergien, Hirn- und Nervenschäden, Leberschäden
Mangan	Mn	Dentallegierungen, Innereien, Trinkwasser	Hirn- und Nervenschäden bis zum Parkinsonismus, Schäden des blutbildenden Systems, Anämie

Name und Symbol		*Vorkommen im Alltag*	*Schädigungspotential*
Molybdän	Mo	Dentallegierungen	Hirn- und Nervenschäden, sind im Tierversuch potentiell krebsfördernd
Nickel	Ni	Dentallegierungen, Modeschmuck, Kochgeschirr	krebserregend (MAKIII A1), starkes Allergen (Kreuzallergien mit Chrom, Kobalt und Palladium)
Osmium	Os	Dentallegierungen	Nierenschäden, Legierungen sind im Tierversuch potentiell krebsfördernd
Palladium	Pd	Dentallegierungen, → Autoabgase	starkes Allergen (Kreuzallergien mit Nickel), Hirn- und Nervenschäden, im Tierversuch potentiell krebsfördernd
Platin	Pt	Dentallegierungen, → Autoabgase, Schmuck	starkes Allergen (Kreuzallergien mit Nickel), Hirn- und Nervenschäden, Knochenmarksschäden, Nierenschäden, Legierungen sind im Tierversuch potentiell krebsfördernd
Quecksilber	Hg	Amalgam, Steinkohleverbrennung, Müllverbrennung, Hausmülldeponien, Klärschlämme, Meeresfrüchte	starkes Allergen, erbgutverändernd, fruchtschädigend, Hirn- und Nervenschäden bis zur völligen Hirnzerstörung (→ Quecksilber)
Rubidium	Rb	Dentallegierungen	Legierungen sind im Tierversuch potentiell krebsfördernd
Tantal	Ta	Dentallegierungen	allergische Gewebsreaktionen
Titan	Ti	Dentallegierungen (mit Cadmium, Vanadium)	allergische Gewebsreaktionen

Name und Symbol		*Vorkommen im Alltag*	*Schädigungspotential*
Vanadium	V	Dentallegierungen	Legierungen sind im Tierversuch potentiell krebsfördernd
Zinn	Sn	Dentallegierungen, Amalgam, Meeresfrüchte, besonders Austern	Hirn- und Nervenschäden, Legierungen sind im Tierversuch potentiell krebsfördernd

Maßnahmen

- Nachweis wie → Zahngifte (Kaugummitest) und im Hausstaub.
- Meiden – besonders bei Allergien oder Organschäden.
- Verzicht auf Dentallegierungen.

Mineralfasern

Allgemeine Stoffbeschreibung

Mineralfaserprodukte sind als Dämmstoffe, vor allem auch als Asbestersatz, weit verbreitet. Ob sie tatsächlich ungefährlicher sind als Asbest, ist auch deshalb noch unentschieden, weil die verschiedenen Krebsarten, die von Fasern aller Art – Asbestfasern, Buchen- und Eichenholzstaub, Textil- und Lederfasern – ausgelöst werden, sich oft erst nach 40 oder 50 Jahren entwickeln. Gefährdet sind deshalb vor allem Kinder.

Produziert werden alle künstlichen Mineralfasern aus einer flüssigen Schmelze. Ihrer Struktur nach sind sie – wie Glas – nicht kristallin, wie es z. B. die natürliche Mineralfaser → Asbest ist, sondern amorph. Die Faserdurchmesser von Glas-, Gesteins- und Schlackenwollen, wie sie für Platten-, Filz- und Wolledämmungen am Bau verwendet werden, liegen zwischen 4 und 9 µ. Glasfasern für Endlosgarne, z. B. für Glasfasermatten als Bewehrungen in Kunststoffen oder auch in rißüberbrückenden Putzsystemen am Bau, haben Durchmesser zwischen 3 und 15 µ. Spezialfasern, wie sie z. B. im Flugzeug- und Fahrzeugbau für Dämmungen oder Filter benutzt werden, haben Durchmesser zwischen 0,1 und 3,0 µ.

Alle künstlichen Mineralfasern brechen quer (transversal), d. h., sie verkürzen sich, während sich Asbestfasern aufspalten, dabei aber ihre Länge behalten. Beim Schleifen oder Schneiden künstlicher Mineralfasern entsteht meist nichtfasriger Staub.

Künstliche Mineralfasern lösen sich in der Körperflüssigkeit, sie korrodieren dabei gleichmäßig; je dünner die Faser, desto schneller. Asbestfasern haken sich im Körpergewebe fest und werden nicht von den Körperflüssigkeiten angegriffen.

Wirkung

Epidemiologische Untersuchungen an Beschäftigten in den einschlägigen Betrieben brachten bisher keine eindeutigen Ergebnisse. Andererseits kann z. B. aus Tierversuchen geschlossen werden, daß Fasern von 5 µ Länge und mehr und einem Durchmesser von weniger als 1 µ Gewebsveränderungen hervorrufen können. Nach längeren kontroversen Diskussionen werden nun künstliche Mineralfasern in der MAK-Werte-Liste zwar nicht in die Gruppe III A2 («krebserzeugend im Tierversuch») aufgenommen, sie werden aber den in dieser Gruppe aufgeführten Stoffen gleichgestellt und, was die Schutzmaßnahmen bei Umgang, Transport und Lagerung angeht, wie die Stoffe dieser Gruppe behandelt, wenn die Fasern folgende Eigenschaften haben:

- Längen von 5 µ oder mehr,
- Durchmesser von weniger als 1 µ oder Spaltbarkeit auf solche Durchmesser,
- ein Länge-Durchmesser-Verhältnis von mehr als 5 : 1,
- eine Beständigkeit von mehr als zwei Jahren im Gewebe von Ratten.

Die Faserdurchmesser für Dämm-Materialien am Bau sind um ein Mehrfaches größer. Das Krebsrisiko beim Arbeiten mit solchen Materialien erscheint deshalb – nach gegenwärtigem Kenntnisstand – nicht sehr groß. Dennoch sollten vorsichtshalber beim Arbeiten mit Dämm-Materialien aus Mineralfasern immer ein Atemschutz und Handschuhe getragen werden. Da die Materialien außerdem bei korrektem Einbau nach innen immer durch eine dampfdichte Schutzschicht abgesperrt sind, dürfte es kaum zu Belastungen der Innenraumluft durch künstliche Mineralfasern oder die meist aus Melamin-, Phenol- oder Resorcinharzen bestehenden Bindemittel kommen.

Die im Flugzeug- und Fahrzeugbau verwendeten künstlichen Mineralfeinstfasern und die besonders im Ofenbau verwendeten keramischen Faserdämmstoffe sind dagegen nicht weniger gefährlich als Dämmstoffe aus → Asbest.

Maßnahmen

- Nachweis durch Bestimmen der Faserarten und Messen der Fasermengen.
- Sanierungsmaßnahmen und der begleitende Gesundheitsschutz werden wie bei Asbest im Arbeitsschutz-, Bauaufsichts-, Immissionsschutz- und Abfallrecht geregelt.

Nitrosamine

Allgemeine Stoffbeschreibung

Nitrosamine sind organische Verbindungen mit einer typischen Gruppe aus zwei Stickstoffatomen und einem doppelt gebundenen Sauerstoffatom (>N–N=O, N, Nitrosoverbindung). Sie entstehen überall, wo Amine mit Nitrosierungsmitteln zusammenkommen, in gepökelten Fleisch- oder Wurstwaren z. B. das Dimethylnitrosamin aus dem Nitrit der Pökelsalze und den natürlichen (sekundären) Aminen im Fleisch.

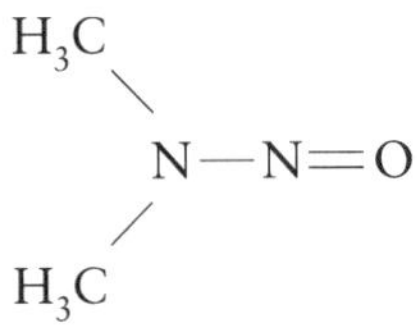
Dimethylnitrosamin

Amine sind von Ammoniak abgeleitet, einer Verbindung aus einem Stickstoff- und drei Wasserstoffatomen. Ammoniak ist ein farbloses, stechend riechendes Gas und Grundstoff für viele chemische Produkte. In wässriger Lösung ist Ammoniak Salmiakgeist.

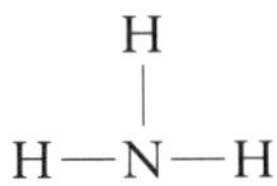
Ammoniak

Bei den Aminen sind ein (primäre Amine), zwei (sekundäre Amine) oder alle drei (tertiäre Amine) Wasserstoffatome durch einen Kohlenwasserstoffrest ersetzt; bei Anilin, einem primären Amin, ist der Wasserstoffrest eine Phenylgruppe, der Rest eines Benzolrings (Abb. → Anilin).

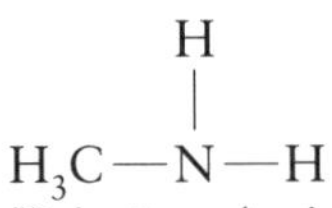
Methylamin
[Primäres Amin]

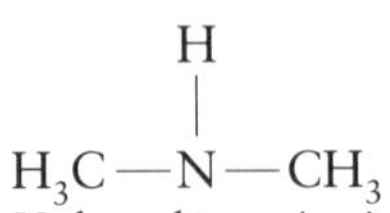
Dimethylamin
[Sekundäres Amin]

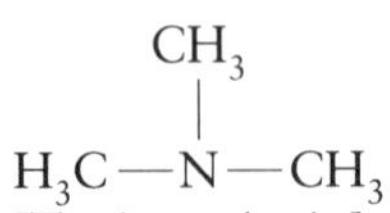
Trimethylamin
[Tertiäres Amin]

Amine kommen in der Natur überall vor und werden in der chemischen Industrie zu einer Unzahl von Zwecken produziert und eingesetzt. Nitrosierungsmittel sind alle nitrosen Gase (NO_x, → Autoabgase, → Ozon) und Nitrite. Auch sie sind überall vorhanden. In allen technischen Prozessen, an denen Amine beteiligt sind oder in denen sie erzeugt werden, entstehen auch Nitrosamine.

Außer Beschäftigten in der Chemieindustrie und Anwohnern in der Nähe von Chemiebetrieben sind durch Nitrosamine besonders gefährdet:

- Beschäftigte in der Metallindustrie an Arbeitsplätzen, wo Kühlschmiermittel, sogenannte Schneidöle, eingesetzt werden (Drehen, Fräsen, Bohren). Diese werden oft aus Abfall- und Altölen, Wasser und Detergentien zusammengemischt und enthalten dann fast immer auch nitrosierbare Amine – entweder aus dem Altöl oder aus den Detergentien oder aus beiden. Eine Deklarierungspflicht für die Inhaltsstoffe gibt es nicht.
- Gießereiarbeiter, besonders Former; die Formsande werden in der Regel mit den gleichen Aminen gehärtet wie Epoxy- und Polyurethankunststoffe.
- Beschäftigte in Gummi herstellenden und verarbeitenden Betrieben, besonders in der Reifenherstellung; hier stammen die nitrosierbaren Amine vor allem aus Vulkanisationsbeschleunigern und anderen Hilfsstoffen.
- Beschäftigte in Reifenlagern und Vulkanisierbetrieben.
- Beschäftigte in der Lederindustrie; hier entstehen Nitrosamine aus den beim Äschern eingesetzten Aminen.

Im Alltag sind die wichtigsten Nitrosaminquellen → Autoabgase, → Tabakrauch und alle gepökelten Fleisch- und Wurstwaren, besonders wenn sie fettreich sind. Bei ihnen wirken die Nitrit-Pökelsalze nitrosierend auf die natürlich vorhandenen Amine. Der Effekt nimmt stark zu, wenn die Produkte gebraten werden. Auch beim starken Darren von Hopfen und Malz zum Brauen dunkler Biere, besonders aber von Rauchbier, enstehen Nitrosamine. Hohe Nitratgehalte hat in der Regel Treibhaus-Blattgemüse, besonders in den sonnenärmeren Monaten.

In ländlichen Gegenden, wo das Grund- und Oberflächenwasser durch die üppige Verwendung von Nitratdünger oder durch die Massentierhaltung stark belastet ist, kam es noch vor wenigen Jahren zu Vergiftungen mit Nitrosaminen durch unzureichend aufbereitetes Trinkwasser. Im Magen werden dabei die Nitrate zu Nitriten reduziert, die dann mit den Aminen aus der Nahrung Nitrosamine bilden. Bei Säuglingen führt das zum Tod durch Blausucht. Wenn es zu Betriebsstörungen in den Aufbereitungsanlagen der Wasserwerke kommt, kann das auch heute noch geschehen.

Wirkung

Fast alle bisher untersuchten Nitrosamine sind starke Krebsgifte, die eingeatmet oder verschluckt vor allem folgende Organe angreifen:

Atemtrakt
Blutgefäße
Galle
Harnblase
Hirn
Knochenmark
Leber
Lunge
Magen und Darm
Milz
Nieren
Speiseröhre

Im Tierversuch besonders häufig beobachtete Krebsarten sind:

Blasentumoren
Lebertumoren
Leukämie
Speiseröhrentumoren
Vormagentumoren
Zungentumoren

Maßnahmen und Forderungen

- Verbot aller Amine enthaltenden Kühlschmiermittel.
- In den übrigen industriellen und gewerblichen Bereichen genaue Einhaltung aller bereits bestehenden Schutzvorschriften und regelmäßige, gründliche ärztliche Untersuchung der Beschäftigten.
- Nicht mehr rauchen.
- Rauchverbot in allen öffentlichen Gebäuden und Einrichtungen.
- Zurückhaltung bei gepökelten Fleisch- und Wurstwaren, besonders bei gebratenen.
- Zurückhaltung bei dunklen Bieren und Rauchbier.
- Verzicht auf Blattgemüse und -salate aus dem Treibhaus, besonders im Spätherbst, Winter und zu Anfang des Frühlings.

Forderungen

- **Drastische Reduzierung aller Emissionen aus dem Autoverkehr (→ Autoabgase)!**
- **Drastische Reduzierung des Einsatzes von Stickstoffdünger in der Landwirtschaft!**
- **Drastische Reduzierung der Massentierhaltung!**

Ozon (siehe auch Sommersmog)

Allgemeine Stoffbeschreibung

Ozon ist ein intensiv bis stechend riechendes Gas; in sehr geringen Konzentrationen heuartig, dann «elektrisch» (wie die alte elektrische Eisenbahn) und schließlich chlorartig riechend. Die Geruchsschwelle liegt mit 0,015 ppm (15 Mikroliter oder ca. 25 Mikrogramm pro Kubikmeter Luft) äußerst niedrig.

Im Ozonmolekül sind drei Sauerstoffatome aneinander gebunden (chemische Formel: O_3). Stabil sind jedoch nur Sauerstoffmoleküle aus zwei Atomen.

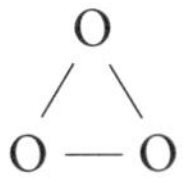
Ozon $O=O$ Stabiler Sauerstoff

Ozon reagiert heftig mit anderen Substanzen. Technisches Ozon wird deshalb als starkes Oxidationsmittel zum Bleichen von Ölen, Wachsen, Fetten, Textilien oder auch – anstelle von Chlor – Zellstoff und zum Desinfizieren eingesetzt.

Ozon entsteht aus normalem Sauerstoff unter Einwirkung energiereicher Strahlung, zum Beispiel im Blitz eines Gewitters oder generell bei elektrischen Entladungen in der Luft, beim Lichtbogenschweißen ebenso wie bei Funkenentladungen an defekten Lichtleitungen oder Haushaltsmaschinen. Für seine Bedeutung als Alltagsgift sind diese Entstehungsweisen unerheblich gegenüber der Wirkung energiereicher kurzwelliger Sonneneneinstrahlung. Diese nimmt im Sommer zu, weil der Weg der Sonnenstrahlen durch die Atmosphäre kürzer wird, je höher die Sonne steht, so daß insgesamt mehr Strahlung auf der Erdoberfläche ankommt. Das war schon immer so – eine Konzentration von 30 bis 40 $\mu g/m^3$ an einem schönen Sommertag ist natürlich.

Daß sich die Ozonbildungsrate in Bodennähe seit geraumer Zeit immer mehr erhöht, hat zwei Gründe:

- Der harte Strahlung absorbierende Schutzschild aus Ozon in der oberen Stratosphäre wird zunehmend durch die FCKW, aber auch durch andere halogenierte organische Verbindungen – z. B. chlorierte oder bromierte Kohlenwasserstoffe in → Flammschutz- oder → Lösemitteln – zerstört. Die Zusammensetzung der Sommereinstrahlung verändert sich deshalb zugunsten der Anteile harter Strahlung.
- Stickoxide (NO_x = NO, NO_2, N_2O, N_2O_3, die «nitrosen Gase») wirken als Katalysatoren bei der Ozonbildung. Bei der jährlich emittierten NO_x-Menge in der Bundesrepublik Deutschland von 2,7 Millionen Tonnen stammen ca. 70 % aus dem Autoverkehr. Distickstoffoxid (N_2O) stammt hauptsächlich aus industriellen Prozessen, besonders aus der Erzeugung von Polyamidfasern und Polyesterkunststoffen, und aus der Landwirtschaft. Stickstoffdioxid (NO_2) wird vor allem durch Stickstoffdünger freigesetzt.

Bei Inversionswetterlagen, wie sie im Sommer häufig auftreten, sind «Reinluftgebiete» in der Hauptwindrichtung einer Großstadt oder eines Ballungsraums besonders stark ozonbelastet. In den Großstadtstraßen wird ein beträchtlicher Anteil des bodennahen Ozons beim Aufoxidieren der niedrig bzw. unvollständig oxidierten Bestandteile der Autoabgase zu normalem Sauerstoff reduziert. Dabei enstehen jedoch Verbindungen, die vom Wind ins Umland verfrachtet werden und unter Sonneneinstrahlung die Ozonbildung fördern, weil das dort entstehende Ozon an ihnen nicht mehr zu stabilem Sauerstoff reduziert wird.

Die Folge: Die Ozonkonzentration in der Luft nimmt besonders stark dort zu, wo die Energie der Sonnenstrahlen nicht durch großstädtischen Staub und Dunst vermindert wird und wo die Luft nur wenig durch Autoabgase belastet ist.

Wirkungen

Für lebende Zellen ist Sauerstoff in seiner Ozon-Form Gift. Das hat auch positive Effekte, die sich manche Ärzte in der Ozontherapie zunutze machen, wenn sie mit Ozon angereichertes Eigenblut bei Immunschwäche einsetzen. Ozonreiche Luft, deretwegen man früher in die Sommerfrische aufs Land fuhr, tötet Krankheitskeime ab, wirkt desinfizierend.

Daß eingeatmetes Ozon das Immunsystem belastet, kann sich für gesunde Menschen durchaus günstig auswirken, sofern die eingeatmeten Ozonkonzentrationen verhältnismäßig niedrig sind; denn würde das menschliche Immunsystem nie belastet, würden die Abwehrkräfte des Körpers schwächer.

Im → Sommersmog wirkt Ozon aber mit vielen anderen Schadstoffen zusammen, die in geballtem Angriff die Abwehrkräfte des Körpers überfordern. Ozonwerte, die in der Jugend unserer Großeltern einen erholungsbedürftigen Sommerfrischler wieder fit für den Alltag gemacht haben, können deshalb heute schaden.

Ozon ist kaum wasserlöslich und wirkt deshalb bei Menschen erst in sehr hohen, mit Sicherheit gesundheitsschädlichen Konzentrationen reizend auf die Schleimhäute: Bei Versuchspersonen, die vier Stunden lang Konzentrationen von 800 Mikrogramm pro Kubikmeter ($\mu g/m^3$) Luft ausgesetzt waren (Geruchsschwelle: 25 $\mu g/m^3$), zeigten sich keine Schäden am Deckgewebe der Nasenschleimhaut. Im Tierversuch traten Schäden bei 300 $\mu g/m_3$ auf. Bindehautreizungen gibt es ebenfalls erst bei sehr hohen Konzentrationen.

Was Augen, Nase und obere Atemwege im Sommer reizt, ist denn auch nicht das Ozon, sondern es sind die im Sommersmog als Begleitsubstanzen auftretenden Photooxidantien, die ca. 10 % des photochemischen Gemischs ausmachen. Sie wirken schon in winzigsten Konzentrationen höchst aggressiv. Da sie gut wasserlöslich sind, werden sie in den Schleimhäuten gebunden, die sie dabei zerstören. Das praktisch wasserunlösliche Ozon dagegen dringt tief in die Lunge ein, wo es die Zellmembranen des nicht von einer Schleimhaut geschützten Gewebes angreift. Dadurch kommt es zu den typischen Symptomen:

- Schwächung des Immunsystems mit hoher Infektanfälligkeit, wobei Infekte des gesamten Atemtrakts und der ungeschützen Schleimhäute durch die Schadwirkungen der übrigen Photooxidantien verstärkt hervorgerufen werden,
- Herzrhythmusstörungen.

Der für Gesunde am Arbeitsplatz geltende MAK-Wert für Ozon ist 0,1ppm bzw. 200 µg/m³. Der Richtwert des *Vereins Deutscher Ingenieure* (VDI) zum Schutz menschlicher Gesundheit beträgt 120 µg/m³. Denselben Richtwert empfiehlt auch die WHO. In der Schweiz ist er Grenzwert, oberhalb dessen Maßnahmen zur Verkehrs- und Emissionsbegrenzung getroffen werden. An schönen Sommertagen wird er hierzulande meist weit übertroffen. Nach Abklingen der Ozonwerte steigen die Konzentrationen der Zersetzungsprodukte von Photooxidantien, an denen Ozon beteiligt ist.

Pflanzen reagieren offenbar empfindlicher auf Ozon als Menschen. Es dringt durch die Spaltöffnungen der Blätter ein und greift massiv die Pflanzenzellen an. Dabei wird vor allem das Chlorophyll zerstört. Bereits bei vergleichsweise geringen Konzentrationen von 60 bis 100 $\mu g/m_3$ Luft sind Verfärbungen, helle Flecken oder ausgebleichte Gewebsstellen zu beobachten.

Experimente der *Gesellschaft für Strahlen- und Umweltforschung* in Neuherberg (GSF) belegen, daß Pflanzen, die nur eine Stunde lang einer Ozonkonzentration von 200 µg/m³ Luft ausgesetzt waren, nach wenigen Tagen irreversible Chlorosen, ausgebleichte Gewebsstellen, aufweisen. Außerdem kommnt es zu Zell- und Gewebszerstörungen. Auf die Begleitsubstanzen wie z. B. PAN (→ Sommersmog) können die Pflanzen mit einem Abwehrmechanismus reagieren: Bei höheren Konzentrationen schließen sich die Spaltöffnungen der Blätter – bei Ozon bleiben sie offen. So wird die Gasaufnahme unterbrochen, die Pflanze verarbeitet mithin auch kein CO_2 mehr zu Glucose. Wenn die Konzentration der Ozonbegleiter aber sinkt, öffnen sich auch die Spaltöffnungen wieder, und die Pflanze nimmt die Photosynthese erneut auf. Die durch das eingedrungene Ozon verursachten Schäden dagegen bleiben.

Feldversuche der *Bundesforschungsanstalt für Landwirtschaft* ergaben, daß Ozonbelastungen von durchschnittlich 120 µg/m³ Luft bei Weizen zu einem Minderertrag von 15 % führen. Ähnliche Feldversuche in Amerika ergaben Einbußen von bis zu 60 % bei Kartoffeln und Zitrusfrüchten unter Ozonbelastung. Nach einer Studie des (privaten) *Umweltinstituts München* ging die Ernte bei Brotgetreide, Kartoffeln,

Gemüse und Futterpflanzen durch Ozonschäden um bis zu 30% zurück. Besonders empfindlich gegen Ozon sind offenbar Weizen, Hafer, Kartoffeln, Bohnen, Zuckermais, Tomaten, Spinat, Tabak, Walnuß, Buche, Fichte und Kiefer.

Der Schwellenwert von Ozon zum Schutz der Vegetation liegt bei 65 $\mu g/m^3$ Luft.

Maßnahmen

Rasche Abhilfe gegen hohe Ozonwerte im Sommer gibt es nicht. Die einzig mögliche Schutzmaßnahme bei erhöhten Ozonkonzentrationen: Vermeiden körperlicher Belastung – vor allem kein Sport!

Forderungen

- **Verzicht auf die Benutzung halogenierter Kohlenwasserstoffe (→ Halogene)!**
- **Drastische Reduzierung aller Emissionen aus dem Autoverkehr (→ Autoabgase)!**
- **Drastische Reduzierung des Einsatzes von Stickstoffdünger in der Landwirtschaft!**

PAK

Allgemeine Stoffbeschreibung

Polyzyklische Aromatische Kohlenwasserstoffe, abgekürzt PAK oder PAH vom englischen Polycyclic Aromatic Hydrocarbons, bestehen aus zwei oder mehr kondensierten oder nicht kondensierten Benzolringen. Aus zwei nicht kondensierten Benzolringen besteht z. B. das Biphenyl, ein Konservierungsmittel für Zitrusfrüchte und wegen seiner hervorragenden thermischen Stabilität zusammen mit Diphenylether auch Wärmeübertragungsmittel.

Kondensierte Ringe haben mehrere C-Atome gemeinsam. Dazu gehören wichtige Vor- und Zwischenprodukte für die Herstellung von Kunststoffen, Farbstoffen und Pharmazeutika, so Naphthalin (zwei kondensierte Benzolringe), Anthracen und Phenanthren (drei Ringe) oder Pyren (vier Ringe).

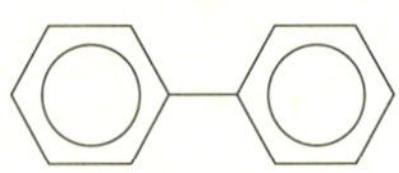
Biphenyl

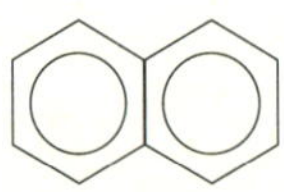
Naphthalin

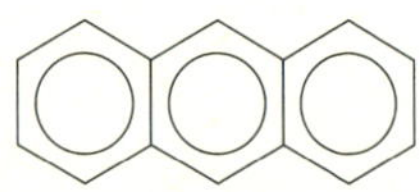
Anthracen

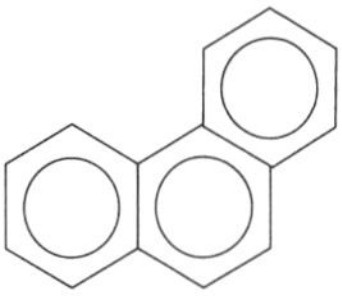

Phenanthren

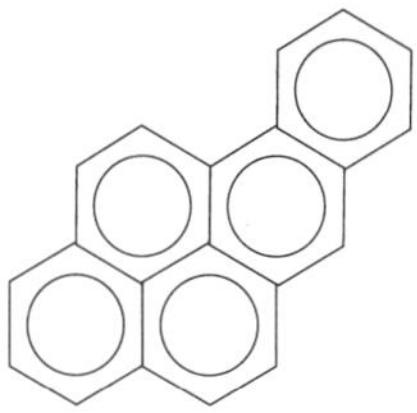

Benzo(a)pyren

Natürlich kommen PAK im Erdöl, in allen möglichen Teeren und Naturbitumina vor. Die vielzähligen Zusammensetzungen und Formen von PAK entstehen überall, wo organisches Material unter mangelnder Sauerstoffzufuhr erhitzt oder verbrannt wird: Benzofluoranthene (sie haben nichts mit Fluor zu tun), Benzopyrene, Chrysen, Dibenzopyrene, Indenolpyren u. a. – Besonders gefährdet sind Beschäftigte
- von Kokereien,
- von Betrieben, die Steinkohlen- und Braunkohlenpeche und -teere herstellen oder verarbeiten,
- in der Metallindustrie an Arbeitsplätzen, wo Kühlschmiermittel, sogenannte Schneidöle, eingesetzt werden (Drehen, Fräsen, Bohren); hier sind PAK entweder schon in den oft zu diesem Zweck benutzten Altölen enthalten, oder sie entstehen durch die Prozeßwärme,
- im Straßenbau,
- von Gießereien.

Im Alltag sind die wichtigsten PAK-Quellen → Autoabgase, → Tabakrauch, offene Feuer aller Art, besonders offene Kamine, schlecht eingestellte Heizanlagen und Thermen, alle geräucherten und gegrillten Lebensmittel (Fleisch, Fisch, Wurst, Räucherkäse u. a.). Das krebserzeugende Benzo(a)pyren wurde auch in traditionell aus ölhaltigen Kernen erzeugten Speiseölen, z. B. Traubenkernöl, gefunden, bei denen die Kerne vor dem Pressen über offenem Feuer gedörrt werden.

Da beim Verschwelen organischer Materialien besonders viele PAK entstehen, ist auch eine von Räucherstäbchen oder Weihrauch bestimmte Atmosphäre nicht als gesund zu bezeichnen.

Wirkung

Eine ganze Reihe der PAK erzeugt mit Sicherheit Krebs bei Menschen, viele wirken zumindest krebsfördernd. Untersucht sind bisher aber nur wenige dieser Substanzen. Messungen beziehen sich auf das Benzo(a)pyren als «Leitsubstanz».

Die von PAK hervorgerufenen Krebsarten sind

Blasenkrebs
Bronchialkrebs
Lungenkrebs
Magen- und Darmkrebs

Maßnahmen und Forderungen

Wie → Autoabgase, → Nitrosamine, → Tabakrauch. Außerdem:
- Zurückhaltung bei Geräuchertem, besonders wenn es auch noch gepökelt ist!
- Zurückhaltung bei Gegrilltem!
- Verzicht auf offenes Feuer, wie offenen Kamin oder Petroleumlampen, und vor allem auf Schwelstoffe, wie Räucherstäbchen oder Weihrauch, in geschlossenen Räumen!

Palladium

Allgemeine Stoffbeschreibung

Palladium (chemisches Symbol Pd) ist das schwerste Element aus der Gruppe der leichten Platinmetalle (Platinoide) in der 8. Nebengruppe des Periodensystems. Sein gesundheitsschädliches Potential zeitigt ähnliche Wirkungen wie einerseits Platin, das schwerste Element aus der Gruppe der schweren Platinoide, und Nickel, das schwerste Element aus der Gruppe der Eisenmetalle, die ebenfalls zur 8. Nebengruppe des Periodensystems gehören.

In der Natur kommt Palladium überall in Spuren vor, rein auch mit Gold und Platin. Industriell wird es seit etwa 70 Jahren verwendet, und intensiv erst seit kürzerer Zeit.

Da Palladium früher häufig in Legierungen für Flugzeugpropeller benutzt wurde, entstanden vor allem in den 50er und 60er Jahren mit der Umstellung von Propeller- auf Jetflugzeuge in der Luftfahrt umfangreiche Lager mit Schrott aus Palladiumlegierungen. Das Palladium daraus wurde zunächst vor allem für Legierungen zur Zahnfüllung und zum Zahnersatz (sogenannte Spargoldlegierungen) verwendet.

Verstärkt gelangt Palladium aber erst in die Umwelt und damit auch in die Nahrungskette, seit es zum Bau von Abgaskatalysatoren in Kraftfahrzeugen verwendet wird. Es eignet sich dazu so gut wie Platin, ist aber weit billiger.

Wirkung

Palladium ist wie Platin ein starkes Allergen. Mit Nickel treten Kreuzallergien auf: Von 500 Patienten mit einer Palladiumallergie reagierten etwa ein Drittel auch auf Nickel, z. B. mit allergischen Hautreaktionen. Eingeatmete Palladiumstäube oder durch die Mundschleimhäute aufgenommene Palladiumverbindungen können Depots im Gehirn bilden, was langfristig zu schweren Hirnstörungen führen kann.

Palladium wird im Bereich des Stammhirns, der hinteren Kopf-Hals-Muskulatur (Halswirbelsäulen-Syndrom, Schiefhals) und in der äußeren Großhirnrinde gespeichert. Bei Kranken fand sich Palladium im Blut, im Speichel, in Knochen und verschiedenen Gewebsteilen.

Epidemiologische Daten fehlen einstweilen noch, da Palladium erst seit verhältnismäßig kurzer Zeit in größeren Mengen verwendet wird. Dennoch ist kaum bestreitbar, daß Palladium das Zentrale und Periphere Nervensystem angreift, was sich in den auch bei anderen Nerven- und Hirngiften beobachteten unspezifischen Symptomen zeigt:

Allergien
Depressionen
Ekzeme
Gedächtnisstörungen
Gelenkschmerzen
Halswirbelsäulen-Syndrom
Kieferentzündungen und -vereiterungen
Kopfschmerzen
Magen-Darm-Beschwerden
Rheuma
Schlafstörungen
Schmerzerkrankungen mit neuralgieartigen Schmerzen
Schwindel
Zittern

Nach den Ergebnissen von Tierversuchen ist nicht auszuschließen, daß Palladium auch krebserregend wirkt.

Maßnahmen

- Nachweis der Giftaufnahme durch Kaugummitest bei palladiumhaltigen Zahnfüllungen bzw. Zahnersatz, sonst Nachweis im gekehrten Hausstaub.
- Gegebenenfalls Nachweis im Tumorgewebe.
- Giftnachweis durch Mobilisierung der Depots durch den → DMPS- oder → DMSA-Test.
- Für die Sanierungsmaßnahmen bei Vergiftungen durch Palladium in Zahnfüllungen oder Zahnersatz gilt das gleiche wie bei → Amalgam.
- Entgiftungsmaßnahmen → Amalgam und → Autoabgase.

Forderungen

- **Verbot von Palladiumlegierungen für Zahnfüllungen und Zahnersatz!**
- **Autofreie Städte und Dörfer (einige Urlaubs- und Kurorte gehen bereits mit gutem Beispiel voran)!**
- **Kommunale Elektrofahrzeuge (Versuche mit Bussen und Taxis gibt es bereits)!**
- **Entwicklung einer Katalysatortechnik ohne Schwermetall-Katalysatoren mit Platin oder Palladium!**
- **Langfristig ein Verbot von Schwermetallkatalysatoren bei Verbrennungsmotoren!**

PAN (Peroxyacetylnitrate) → Sommersmog

PCB

Allgemeine Stoffbeschreibung

Bei Polychlorierten Biphenylen (PCB) sind am Biphenyl-Molekül (→ PAK) bis maximal zehn Wasserstoffatome durch Chloratome ersetzt. Je nach Stellung und Anzahl der Chloratome gibt es 290 verschiedene PCB. Eine ganze Reihe davon werden zum Dioxintypus (→ Dioxine und Furane) gerechnet.

Technisch von Bedeutung waren bis in die Mitte der 80er Jahre Gemische aus drei- bis sechsfach chlorierten PCB, mehr oder weniger zähflüssige Öle. Wegen ihrer hohen thermischen und chemischen Stabilität, ihres großen elektrischen Widerstands und ihrer Unbrennbarkeit wurden sie in großen Mengen als Kühl-, Isolier- und Hydraulikflüssigkeiten in Transformatoren, Kondensatoren und im Bergbau eingesetzt. Weitere Einsatzgebiete waren Kleinkondensatoren und -transformatoren in Haushaltselektrogeräten aller Art – Radios, Fernsehgeräten, Leuchtstoffröhren, Bügeleisen, Motoren in Waschmaschinen usw. –, Flammschutzanstriche, Kitte für dauerelastische Fugen in Bauwerken, Weichmacher in Kunststoffen und Farben, Papierbeschichtungen u. a.

Inzwischen ist es verboten, PCB und PCB-haltige Produkte in Verkehr zu bringen. Bei der Beseitigung müssen besonders strenge Regeln beachtet werden. Da es sich aber bei den PCB um sehr langlebige Stoffe handelt, mit denen man in der Vergangenheit sehr sorglos verfahren ist, sind sie überall in der Umwelt und in den Nahrungsketten verbreitet.

Wirkung

PCB wirken ähnlich wie Dioxine, mit denen sie im übrigen immer verunreinigt sind. Sie sind Nerven-, Hirn- und Lebergifte, durchbrechen die Plazentaschranke und rufen Mißbildungen hervor. Gespeichert werden sie vor allem im Fettgewebe, von wo aus sie in die Muttermilch gelangen. Schwangere, Ungeborene und Säuglinge sind besonders stark gefährdet.

Die Symptome einer PCB-Vergiftung gleichen im wesentlichen denen einer Vergiftung mit → Dioxinen und Furanen.

Maßnahmen und Forderungen

Wie → Dioxine und Furane.

PCP (Pentachlorphenol) → Pestizide

Pestizide

Allgemeine Stoffbeschreibung

Zusammenfassende Bezeichnung für alle chemischen Verbindungen zur Abtötung bestimmter Lebensformen oder Gruppen von Lebensformen. Eingesetzt werden z. B.

- Algizide gegen Algen, z. B. in der Fischzucht,
- Fungizide als Pflanzenschutzmittel gegen Pilze bzw. Pilzkrankheiten in der Landwirtschaft und im Gartenbau, als Holzschutzmittel in der Bau- und Holzwirtschaft,
- Herbizide gegen unerwünschte Pflanzen, sogenannte Unkräuter, in der Landwirtschaft und im Gartenbau,
- Insektizide als Pflanzenschutzmittel gegen Insekten in der Landwirtschaft und im Gartenbau, als Holzschutzmittel in der Bau- und Holzwirtschaft, bei der Entseuchung von Wohn- und Lagerräumen durch Kammerjäger,
- Rodentizide gegen Nagetiere in der Landwirtschaft und im Gartenbau, bei der Entseuchung von Wohn- und Lagerräumen durch Kammerjäger.

Das klassische Pestizid ist 1,1,-(4,4'-Dichlor-Diphenyl)-2,2,2-Trichlorethan, weltweit bekannt unter seiner Abkürzung DDT. 1939 wurde seine insektizide Wirkung entdeckt, und da es nach sehr oberflächlichen Untersuchungen für Warmblüter und Menschen nicht besonders giftig erschien, wurde es in riesigen Mengen zunächst zur Malariabekämpfung, dann aber auch für andere insektenvernichtende Zwecke eingesetzt. Wie alle relativ einfach gebauten chlorierten Kohlenwasserstoffe – z. B. auch PCB oder Dioxine – wird es nur äußerst langsam in der Natur abgebaut. Deshalb ist es nun von Pol zu Pol überall auf der Erde verbreitet.

Hierzulande wurde die Verwendung von DDT 1974 verboten. Es wurde aber weiter produziert, und noch in den 80er Jahren wurde auf den Plantagen in den Ländern der Dritten Welt reichlich DDT versprüht. Da dort meist zum Export bestimmte Pflanzen, cash-crops, angebaut werden, landet auch das DDT schließlich wieder in den Erzeugerländern.

Es wird geschätzt, daß DDT noch weit bis ins nächste Jahrtausend in den unteren Stufen der Nahrungskette angereichert wird. Das bedeutet, daß am Ende der Nahrungskette, beim Menschen, die Anreicherung noch sehr lange zunehmen wird. Dabei dürften schon heute

95 % der Muttermilch nach geltendem Recht nicht mehr als Lebensmittel zugelassen werden.

Ein weiterer Effekt des massiven DDT-Einsatzes ist die Bildung pestizidresistenter Insektenstämme, so daß z. B. die malariaverbreitende Anophelesmücke sich weltweit wieder stark vermehrt.

Nach dem Verbot von DDT wurden andere halogenierte Kohlenwasserstoffe wie Lindan (gamma-HCH), Pentachlorphenol (PCP), Dieldrin und Aldrin benutzt, über die man genausowenig wußte und die nicht wesentlich weniger langlebig sind als DDT. Erst als Tausende von Menschen, die die Bauhölzer und hölzernen Einrichtungen ihrer Wohnungen mit PCP- oder lindanhaltigen «Holzschutzmitteln» behandelt hatten, chronisch schwer erkrankten, wurde die Verwendung zumindest von PCP und Lindan in Holzschutzmitteln verboten.

Für PCP gibt es in Deutschland seit dem 1. 4. 1990 ein generelles Anwendungs- und Herstellungsverbot. In Nachbarländern wird es allerdings noch hergestellt. So kommt PCP, wie das DDT, über eingeführte Textilien und Nahrungsmittel immer noch zum Verbraucher. Andere wichtige Pestizide sind

- anorganische Kupfer-, Chrom- (→ Metalle), → Arsen- (nur noch stark eingeschränkt) und Fluorsalze,
- organische → Ester der Phosphorsäure, z. B. Malathion oder Parathion (E 605); sie gleichen chemischen Kampfstoffen wie Sarin oder Tabun,
- metallorganische Verbindungen wie Tributylzinnaphthenat oder Tris-(N-Cyclohexyldiazeniumdioxy)-Aluminium; zur selben Stoffklasse gehören auch z. B. die «Xylasan Al» oder «Xyligen Al» genannten Zubereitungen mit aluminium-organischen Wirkstoffen,
- komplexe Kohlenwasserstoffe wie Piperonylbutoxid,
- komplexe sonstige organische Verbindungen wie Furmecyclox (Wirkstoff in Xylasan B und Xyligen B), die Carbamate, Oxime, Pyrethroide.

Moderne halogenierte komplexe Verbindungen, die nun an die Stelle von Lindan oder PCP treten, sind z. B. Dichlofluanid, Chlorthalonil (Tetrachlorisothalonitril), Endosulfan, Tebuconazol, halogenierte Carbamate und Oxime und viele Pyrethroide. Pyrethroide sind dem in Chrysanthemen enthaltenen Insektengift Pyrethrum nachgebaute Verbindungen, die, anders als das natürliche Pyrethrum, oft → Halogene enthalten, so Deltamethrin, eine bromierte Verbindung, oder Permethrin und Cypermethrin, chlorierte Verbindungen.

Moderne Pestizide werden in der Regel rasch abgebaut, jedenfalls im Vergleich zu DDT, PCP oder Lindan, dennoch kann es auch hier zu chronischen Schäden kommen, wenn Menschen diesen Giften dauernd ausgesetzt sind. Die häufigsten Alltagsgifte bleiben aber nach wie vor die «Klassiker» DDT, PCP, Pyrethroide und Lindan; sie und die sie immer als Verunreinigungen begleitenden Dioxine sind in der Umwelt und in den Nahrungsketten bleibend vorhanden.

Wirkung

Prinzipiell gibt es keine Unterschiede der chronischen Giftwirkung von Pestiziden. So weiß man inzwischen etwa von den besonders in den 80er Jahren immer wieder als naturnah und harmlos gepriesenen Pyrethroiden, daß sie auch auf Menschen als starke Nervengifte wirken. Letztlich greifen alle Pestizide das Nerven- und Immunsystem an, wobei dieser Effekt durch die als Trägerflüssigkeiten benutzten → Lösemittel noch verstärkt wird.

Für die Symptome chronischer Vergiftung, die von den massenhaft in Holzschutzmitteln verwendeten Pestiziden PCP und Lindan ausgelöst werden, hat die Landesärztekammer Baden-Württemberg folgende Liste zusammengestellt:

Allgemeine und internistische Symptome

Allergien mit Bindehautentzündung, Nebenhöhlenentzündung, Bronchitis, Asthma bronchiale, Ekzem und Verstärkung vorhandener Allergien
Blutungsneigung infolge Gerinnungsstörungen, aplastische Anämie, Milz- und Lymphknotenschäden
Chemikalienunverträglichkeit
Gewichtsverlust
Herzrhythmusstörungen
Immunschäden mit Infektanfälligkeit, schlechte Heilungstendenz von Wunden
Kopfschmerzen
Müdigkeit mit Schlafstörungen
Schwitzen
Übelkeit, Erbrechen, Durchfall, Leberschäden
Unwohlsein und Schwindel

Dermatologische Symptome

Akne (besonders Chlorakne)
allergische Hautveränderungen
Furunkulose
Haarausfall
vermehrte Neigung zu Pilzerkrankungen

Neurologische Symptome

Kopfschmerzen
motorische Schwäche mit Muskelschmerzen, Krämpfen und Zuckungen, Zittern
Sehstörungen
Sensibilitätsstörungen mit Kribbeln und Taubheit in den Gliedern, Gefühl von Kälte und Brennen

Psychopathologische Symptome

Kombination von nervöser Unruhe und mangelnder Initiative
Konzentrationsstörungen
Reizbarkeit, Gemütsschwankungen bis zur Aggression
Sexualstörungen (verminderte Libido)
Störungen des Kurzzeitgedächtnisses

Zu beobachten sind auffällige Gedeihstörungen von Zimmerpflanzen und Haustieren bis zum Tod und auffälliges Insektensterben.

Maßnahmen

- Nachweise und Entgiftung wie bei → Dioxinen und Furanen bzw. bei → Lösemitteln.
- Vorsichtsmaßnahmen für Geschädigte wie bei → Lösemitteln.

Forderungen

- **Weltweites Verbot chlorierter Pestizide des DDT-, PCP- und Lindantyps!**
- **Vollständiger Verzicht auf Pestizide durch Hobbygärtner!**
- **Sparsame Anwendung von Pestiziden in Landwirtschaft und Gartenbau (Obst wie Trauben oder Gemüse wie Gurken und Tomaten)!**
- **Beim Bauen immer dem konstruktiven Holzschutz vor dem chemischen den Vorzug geben!**
- **Wo unter Dach tragende Hölzer nach baurechtlichen Vorschriften vorbeugend vor Insekten und Schimmelpilzen geschützt werden müssen, sollte ein zugelassenes Holzschutzmittel aus Salzen der Borsäure gewählt werden, das auch in Lagerräumen für Nahrungs- und Futtermittel verwendet werden darf!**
- **Bei schwerem Insektenbefall von Konstruktionshölzern physikalischen Bekämpfungsmethoden (z.B. Heißluft) vor chemischen den Vorzug geben, sofern das möglich ist!**

Bei richtigem Bauen und Einrichten ist der Einsatz von Holzschutzmitteln in normal genutzten Wohnhäusern unnötig.

Pflanzenschutzmittel → Pestizide

Phenole

Allgemeine Stoffbeschreibung

Die Phenole sind ihrer Struktur nach aromatische Alkohole (→ Kohlenwasserstoffe, → Alkohole), bei denen die charakteristischen Hydroxylgruppen direkt am Benzolring bzw. den Benzolringen sitzen. Sie bilden eine eigene Substanzklasse, die man trotz ihrer Struktur nicht zu den Alkoholen rechnet.

Anders als «normale» Alkohole wirken die Phenole wie leichte Säuren. Die einfachste Verbindung aus dieser Substanzklasse ist das Phenol, ein Benzolring mit einer Hydroxylgruppe.

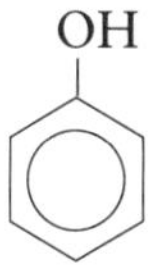

Phenol

Andere Bezeichnungen sind «Phenylalkohol» oder «Hydroxybenzol». Als es zu Beginn des 19. Jahrhunderts im Steinkohlenteer entdeckt wurde, nannte man es seiner leicht sauren Reaktion wegen «Carbolsäure». Auch diese Bezeichnung wird gelegentlich noch benutzt. Der systematische Name «Phenol» ist von der alten Bezeichnung «Phen» für Benzol abgeleitet.

Phenol besteht bei Zimmertemperatur aus farblosen oder leicht rosafarbenen Kristallen oder ist eine ölige Flüssigkeit. Gewonnen wird es unter anderm aus Steinkohlenteerölen und aus Abwässern von Kokereien.

Phenol und die Phenole sind bedeutende Vor- und Zwischenprodukte in der chemischen Industrie; sie werden z. B. zu Phenolharzen, den Phenoplasten (→ Formaldehyd), Desinfektionsmitteln, Wuchsstoffherbiziden, «Holzschutzmitteln», wie dem inzwischen hierzulande verbotenen Pentachlorphenol (→ Pestizide), Farbstoffen, Geruchsstoffen oder Arzneimittelwirkstoffen weiterverarbeitet. In der chemischen Produktion sind neben Phenol noch die Kresole (eine Hydroxyl- und eine Methylgruppe), Brenzkatechin, Resorcin und Hydrochinon (jeweils zwei Hydroxylgruppen), Pyrogallol (drei Hydroxylgruppen) oder die Naphthole (zwei kondensierte Benzolringe, → PAK, mit einer Hydroxylgruppe) von Bedeutung.

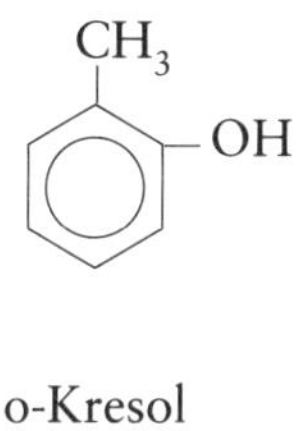

o-Kresol

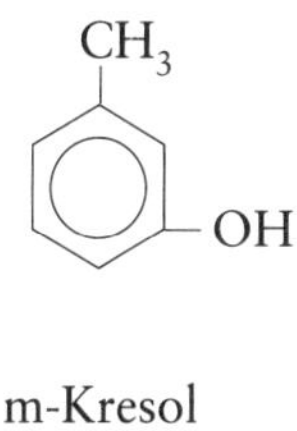

m-Kresol

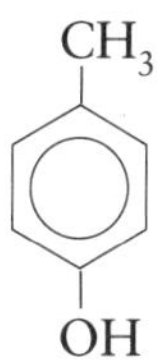

p-Kresol

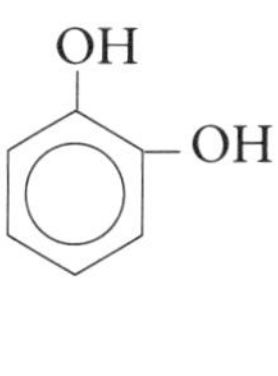

Brenzkatechin

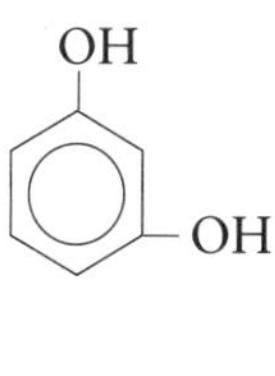

Resorcin

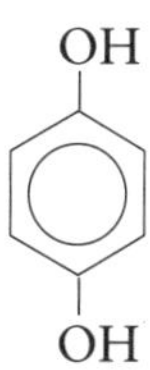

Hydrochinon

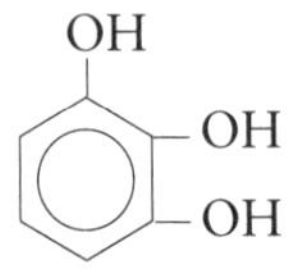
Pyrogallol

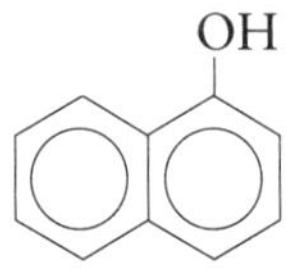
α-Naphthol

Früher wurde Phenol in Wasser gelöst als «Karbol» in größeren Mengen zu Desinfektionszwecken benutzt. Heute spielt es als Alltagsgift hauptsächlich noch in → Autoabgasen und im → Tabakrauch eine Rolle.

Wirkung
Phenol ist nach der Gefahrstoffverordnung noch giftiger als Methanol; es kann wie dieses über die Haut aufgenommen werden. Geschädigt werden das Zentrale Nervensystem, Nieren, Leber und Herz. Symptome einer chronischen Vergiftung sind
- Appetitlosigkeit,
- rasche Erschöpfbarkeit,
- Kopfschmerzen,
- Marasmus (allgemeiner geistiger und körperlicher Verfall),
- Schlafstörungen und
- Schwäche.

In einigen Fällen kommt es auch zu allergischen Hautreaktionen.

Maßnahmen und Forderungen
Wie bei den Hauptquellen im Alltag, → Autoabgasen und → Tabakrauch.

2-Propenal → Acrolein

Pyrethroide → Pestizide

Quecksilber

Allgemeine Stoffbeschreibung
Quecksilber (chemisches Symbol Hg für Hydrargyrum) gehört zu den wenigen schon in der Antike bekannten und verwendeten Metallen. Es ist bei Zimmertemperatur flüssig; der Schmelzpunkt liegt bei minus 39°C. Weil sich in Quecksilber viele andere Metalle zu «Amalgam» genannten Legierungen lösen, nahm es in der alchimistischen Spekulation als Mercurius, der die Macht zur Verwandlung der Materie hat, einen

prominenten Platz ein. Viele Amalgame sind zunächst flüssig oder sehr weichplastisch, erhärten aber rasch.

Obwohl man die starke Giftigkeit des Quecksilbers und seiner Verbindungen bereits seit der Antike kannte, wurden daraus bis ins 18. Jahrhundert noch viele und oft angewendete Arzneimittel hergestellt.

Zur industriellen Produktion werden Zinnober (Quecksilbersulfid = HgS) bzw. zinnoberhaltige Erze bei Temperaturen zwischen 400 und 700 °C abgeröstet und die dabei entweichenden Quecksilberdämpfe aufgefangen und kondensiert.

Mit Quecksilber und seinen Verbindungen wurde früher recht sorglos umgegangen:

- Reines Quecksilber enthielten Thermometer aller Art, Barometer, Quecksilberdampflampen (z. B. zur Lichterzeugung in Höhensonnen, Entkeimungslampen oder Ozonstrahlern), Quecksilberdampfpumpen (starke Vakuumpumpen), Batterien u. a.
- Quecksilberverbindungen waren Wirkstoffe in Desinfektions- und Holzschutzmitteln und wurden in der Porzellanmalerei, in der Galvanoplastik und in der Photographie verwendet.

Heute dürfen Quecksilber und seine Verbindungen nur noch unter starken Einschränkungen und für wenige spezielle Zwecke benutzt werden.

Arzneimittel, die – meist organische – Quecksilberverbindungen enthalten, dürfen in der Regel nur äußerlich angewandt werden. Dazu gehören:

- Antiseptika zur Wunddesinfektion wie Merfen Orange und andere Merfen-Produkte mit Wirkstoffkonzentrationen um 1mg/ml,
- Augentropfen wie Chibro S, Dura Ultra forte, Idril, Polyfra-Pos, Vasocon und Vasocon A (Wirkstoffkonzentrationen einige µg/ml),
- Salben, Tinkturen und Puder zur Behandlung von Hautkrankheiten wie Drula S Ephelidin (R), Psorifog, Riasol (Wirkstoffkonzentrationen bis 50mg/ml) oder Vita-Merfen Salbe (0,2mg/ml), Akne-Dialon Salbe (1,2mg/ml), Gantrisin-Bepanthen (R) Puder (50 µg/ml) u. a.

Wegen des früheren sorglosen Umgangs ist Quecksilber inzwischen in der gesamten Umwelt und in den Nahrungsketten verteilt. Besonders Meeresfrüchte sind stark belastet. Da Steinkohle ungefähr ein Gramm Quecksilber pro Tonne enthält, gelangen allein durch ihre Verbrennung, z. B. in Kraftwerken, weltweit einige tausend Tonnen Quecksilber in die Atmosphäre. Dazu kommen ähnlich große Mengen aus der Müllverbrennung, aus Sickerwässern von Hausmülldeponien und Klärschlämmen.

Die größte Gefahr im Alltag aber geht von dem in den Zahnamalgamen enthaltenen Quecksilber aus.

Wirkung

Quecksilber wirkt erbgutverändernd. Es greift vor allem das Zentrale Nervensystem an und zerstört das Gehirn. Bei Autopsien werden Zerstörungen in der grauen Hirnsubstanz, im Kerngebiet des Hirnstamms, in der Hypophyse und im Kleinhirn gefunden. In Spätstadien fällt besonders die Erweiterung der Ventrikel als Folge einer umfassenden Hirnschrumpfung auf.

Die in der Umwelt und in der Nahrungskette recht häufig vorkommende Verbindung Methylquecksilber überwindet besonders leicht die Plazentaschranke. Bei Schwangeren in Japan, die den Fisch ihrer Alltagsnahrung aus einer stark mit Quecksilber verseuchten Bucht bezogen, war die Rate der Kinder mit angeborenen Hirnschäden bis um den Faktor 60 erhöht, während die Mütter noch keine Vergiftungssymptome zeigten.

Da die Symptome einer chronischen Quecksilbervergiftung im wesentlichen die gleichen sind wie bei einer chronischen Vergiftung durch Zahnamalgame und die Zahnamalgame auch die wichtigste Alltagsquelle für diese Vergiftung sind, gilt für Maßnahmen und Forderungen das unter dem Stichwort → Amalgam Gesagte.

Maßnahmen und Forderungen

Wie → Amalgam.

Radon

Allgemeine Stoffbeschreibung

Radon ist ein radioaktives Edelgas aus den «natürlichen radioaktiven Familien» des Uran-Radiums und des Thoriums. Benannt sind die «Familien» nach ihren langlebigen Mitgliedern, dem Uran 238 (Hauptbestandteil des Natururans mit 4,5 Milliarden Jahren Halbwertszeit), dem Radium 226 (1600 Jahre Halbwertszeit) und dem Thorium 232 (14 Milliarden Jahre Halbwertszeit).

Radon ist überall vorhanden. Im Hausinneren ist seine Konzentration immer etwas höher als im Freien. In seinem Aufsatz «Zur Kenntnis von Radon im Wohnbereich» (arcus 1986, Heft 6) nennt Robert J. Schwankner mittlere Radonkonzentrationen im Freien zwischen 8 und 23 Becquerel pro Kubikmeter (Bq/m^3) Luft, wobei die Werte ganz allgemein von Norden nach Süden zunehmen.

Nach einer Untersuchung von H. Schmier über die Strahlenexposition durch Folgeprodukte von Radium und Thorium in knapp 6000 Wohnungen vom März 1984 (Bundesgesundheitsblatt 29, Nr. 3, März 1986), betrug die Radonkonzentration in der Luft von Wohnräumen in

50 % der Fälle 40 Bq/m^3 oder weniger. Bei 10 % lag sie höher als 80 Bq/m^3, 1 % der Wohnungen brachten es auf mehr als 220 Bq/m^3, und in 10 Wohnungen wurden mehr als 500 Bq/m^3 gemessen. Letztere Werte liegen weit über den 1984 von der internationalen Strahlenschutzkommission empfohlenen Grenzwerten, wonach für die Innenraumluft bei Altbauten 200 und bei Neubauten 100 Bq/m^3 zulässig sind.

Eine neuere Untersuchung des bayerischen Umweltministeriums im oberpfälzischen Neunburg vorm Wald (1991) ergab im Winter, wenn weniger gelüftet wird als im Sommer, Durchschnittswerte von 415 Bq/m^3 Innenraumluft bei 50 % der untersuchten Wohnungen, in Einzelfällen sogar bis über 1000 Bq/m^3. Besonders hoch waren die Werte in älteren Häusern aus den «natürlichen» Baustoffen Holz, Lehm und Naturstein mit «natürlichen» Kellerböden. Der höchste Radongehalt der Raumluft wurde in der Bundesrepublik Deutschland mit mehreren 1000 Bq/m_3 in Wohnungen im Gebiet des ehemaligen Uranerzabbaus der *Wismut AG* im Erzgebirge gemessen. Hier gibt es auch die höchsten Lungenkrebsraten in ganz Deutschland. In der Gegend spricht man – nach dem Hauptort des Abbaugebiets – von der «Schneeberger Krankeit».

Hohe Konzentrationen im Hausinnern stammen in der Regel aus der natürlichen Radonausgasung des Bodens. Bei gleicher Bauart und Verwendung der gleichen Baustoffe wird deshalb die Radonkonzentration in Wohnräumen eines Hauses im Regierungsbezirk Lüneburg oder in Hamburg immer sehr viel niedriger sein als im Regierungsbezirk Koblenz oder in Niederbayern, wo die terrestrische radioaktive Strahlung bis zu zehnmal stärker ist.

Die Ausgasung von Radon aus Baustoffen ist gegenüber den Mengen aus dem Boden im allgemeinen gering. Ganz allgemein gilt:

- Böden über Granituntergründen oder Böden, die aus vulkanischen Gesteinen oder Tiefengesteinen entstanden sind – so viele Lehmböden –, produzieren mehr Radon als z. B. kalk- oder quarzhaltige, sandige Sedimentböden.
- In Häusern, die nicht auf einer dichten Fundamentplatte stehen, werden verhältnismäßig hohe Radonkonzentrationen gemessen, so z. B. in Fachwerkhäusern oder anderen Altbauten mit der Baustoffkombination Lehm–Holz–Naturstein und Kellerböden aus Naturstein oder Lehm. Besonders wenig Radon aus dem Untergrund gelangt in das Haus, wenn es in einer Sperrbetonwanne steht.
- In nicht oder nur teilweise unterkellerten Häusern ist der Radongehalt im Wohnbereich höher als in unterkellerten.
- Im Haus nimmt der Radongehalt von unten nach oben ab. Kellerräume oder Souterrainwohnungen sind immer am stärksten belastet.
- In schlecht gelüfteten Räumen steigt die Radonkonzentration rasch. Besonders hoch sind die Werte in den Räumen eines für längere Zeit

– während der Ferien etwa – leerstehenden Hauses mit verschlossenen Türen und Fenstern.

Wirkung

Seit es Heilbäder gibt, verdanken viele ihren guten Ruf dem Radon, früher auch «Emanation» genannt. Die «Emanationstherapie» – Inhalieren radonhaltiger Luft, das Trinken radonhaltigen Quellwassers und Packungen mit radonhaltigem Schlamm – galt allgemein als Mittel zur Steigerung der Abwehrkräfte. Die heilkräftige Wirkung von Radon läßt sich, wie die von → Ozon, nach dem Prinzip erklären: «Was dich nicht umbringt, macht dich stark.» Denn die radiaoaktive Strahlung tötet selbstverständlich auch gesundheitsschädliche Keime, und der «Streß» durch geringe radioaktive Belastung, wie sie überall vorhanden ist, hält sozusagen die Abwehrkräfte auf Trab.

Radon ist ein Alphastrahler, d. h., beim radioaktiven Zerfall wird ein Helium-Atomkern abgestrahlt, das Alphateilchen. Alphateilchen sind nicht sehr energiereich, sie haben aber den größten «Wirkungsquerschnitt» aller radioaktiven Zerfallsprodukte. Außerhalb des Körpers sind sie kaum gefährlich. In die Lunge eingeatmet, tragen Radon und seine kurzlebigen Zerfallsprodukte, die radioaktiven Isotope der Schwermetalle Polonium, Bismut und Blei (meist auch Alphastrahler), erheblich zur allgemeinen Strahlenbelastung bei.

Ein ständig erhöhter Radongehalt in der Atemluft ist mit Sicherheit ungesund und vergrößert das Lungenkrebsrisiko. Eine 1994 veröffentlichte Studie des *Karolinska Instituts* in Stockholm über Radon und Lungenkrebs erfaßte 4200 Männer und Frauen im Alter zwischen 35 und 74 Jahren, davon 1350 an Lungenkrebs erkrankte. Die Adressen wurden bis 1947 zurückverfolgt und die Radonkonzentration in 9000 derzeitigen und ehemaligen Wohnungen gemessen. Basis der Risikoabschätzung war die Anzahl der an Lungenkrebs Erkrankten, die mit einer durchschnittlichen Radonkonzentration von 50 Bq/m^3 Raumluft gelebt hatten. Verglichen damit war die Krebsrate bei einer Konzentration von 140 bis 400 Bq/m^3 Raumluft um das 1,3fache und bei Konzentrationen von mehr als 400 Bq/m^3 Raumluft um das 1,8fache erhöht.

Besonders gefährdet sind Raucher, da die Tabakpflanze Radium, Radon und ihre Zerfallsprodukte anreichert, wozu die übrigen Krebsgifte im → Tabakrauch kommen. Für Menschen, die mehr als 10 Zigaretten pro Tag rauchen, erhöht sich das Lungenkrebsrisiko durch Radon um das 33fache.

Maßnahmen

- Normalerweise genügt ausreichendes und regelmäßiges Lüften.
- Hausbau auf dichtem Beton-Plattenfundament.

– Keine Aufenthalts- oder gar Wohnräume im Kellergeschoß oder Souterrain.
– In der unmittelbaren Nähe von (ehemaligen) Uranabbaugebieten hilft nur Umziehen.

Schimmelpilze

Allgemeine Stoffbeschreibung

Schimmelpilze können alles befallen und zerstören, nicht nur organische Substanzen aller Art, Erdöl und Kohlenwasserstoffe eingeschlossen; es gibt unter den Schimmelpilzen Spezialisten, die es sogar mit optischen Gläsern aufnehmen. Schimmelpilze produzieren Mykotoxine, chemische Verbindungen, die meist für andere Lebensformen giftig sind. So erzeugen etwa die Penicilliumarten Chrysogenum und Notatum das für andere Pilze und Bakterien tödliche Penicillin.

Als Alltagsgifte, speziell Wohngifte, sind Schimmelpilze auf feuchten Wandstellen und in der Erde von Zimmerpflanzen von Bedeutung. Feuchte Wandstellen können schnell auf den Innenseiten der Außenwände entstehen, wo sie schlecht belüftet sind, z. B. hinter Schränken oder unsachgemäß angebrachten Wandverkleidungen oder wo sich «geometrische Wärmebrücken» befinden, so etwa in einer Raumecke aus zwei Außenwänden und der Zimmerdecke unter einem nicht beheizten Dachboden.

Schlafzimmerwände sind oft gefährdet, weil sie fast immer kühler sind als andere Wände in der Wohnung und weil die Luftfeuchte in Schlafzimmern in der Regel sehr hoch ist. Geradezu sträflich handelt, wer aus Sparsamkeitsgründen ein kühles Schlafzimmer durch die offenstehende Tür eines wärmeren Wohnraums mitheizen will: Da wärmere Luft sehr viel mehr Feuchtigkeit aufnehmen kann, kommt es im kälteren Raum fast sicher zum Auskondensieren von Feuchtigkeit auf den Wänden.

Sehr gute Wachstumsbedingungen für Schimmelpilze gibt es in allen Räumen oder Gebäuden, die immer wieder für längere Zeit ungelüftet leerstehen. Auch in Kühlschränken und -truhen kommt es zu Schimmelpilzbefall, oft hinter den Verkleidungen, wenn die Türen nicht dicht genug schließen.

Die Sporen von Schimmelpilzen sind sehr klein und leicht. Sie befinden sich frei in der Atemluft oder sind an Hausstaub gebunden. Wo es Schimmelpilze gibt, kommen auch ihre natürlichen Gegenspieler, die Hausstaubmilben, vor; sie weiden die Pilzrasen regelrecht ab. Die oft sehr starken Pilzgifte schaden ihnen nicht; sie scheiden sie zusammen mit anderen Stoffwechselprodukten wieder in die Raumluft aus. Diese Ausscheidungen sind starke Allergene.

Besonders gefährdet durch Sporen und Gifte von Schimmelpilzen sind Personen mit geschwächtem Immunsystem. Bei Patienten, deren Immunsystem nach Organtransplantationen künstlich geschwächt werden mußte, haben Sporen und Mykotoxine aus den Schimmelpilzen in der Erde von Zimmerpflanzen zum Tod durch Lungenentzündung geführt.

Wirkung

Viele Schimmelpilzarten wirken als Allergene. Ausgelöst werden die Allergien von den Sporen oder den eingeatmeten Pilzgiften, die auch mit den Ausscheidungen der Hausstaubmilben verbreitet werden. Bei den als Wohngiften wirkenden Schimmelpilzen handelt es sich oft um Aspergillusarten wie die Schwarzschimmel *Aspergillus niger* und *Aspergillus fumigatus*. Manche Schimmelpilze, so etwa der Grünschimmel *Aspergillus flavus*, produzieren die besonders gefährlichen Aflatoxine. Einige davon verursachen Leberkrebs. Aflatoxin B1 gilt als stärkster pflanzlicher Auslöser von Leberkrebs bei Menschen.

Aflatoxine wurden nachträglich für den «Fluch der Pharaonen» verantwortlich gemacht, der zu den mysteriösen Todesfällen unter den Beteiligten an der Tutenchamun-Ausgrabung geführt haben soll. Ähnliche Todesfälle ereigneten sich 1973 nach einer wissenschaftlichen Untersuchung der 500 Jahre alten Mumien des Jagiellonenkönigs Kasimierz und seiner Frau Elzbieta in Krakau: Zwölf Personen aus dem Team starben bald darauf unter nicht erklärbaren Umständen. Bei Nachforschungen fanden Mikrobiologen größere Mengen Aspergillus flavus in der Begräbnisstätte. Die Aflatoxine aus *Aspergillus flavus* hatten die jeweils schwächsten Organe der Verstorbenen angegriffen, so daß als unmittelbare Todesursachen völlig unterschiedliche Schäden wie Nierenbluten, Herzversagen oder Krebs festgestellt wurden.

Aspergillusarten können auch in der Lunge bösartige Geschwülste, Aspergillome, verursachen oder Aspergillose, einen allgemeinen schweren Pilzbefall der Lunge (z. B. «Farmerlunge»), hervorrufen. Als Hauptverursacher der Aspergillose gilt Aspergillus fumigatus, der häufig in Blumentopferde gefunden wird.

Maßnahmen

- Nachweis im Hausstaub und in der Raumluft.
- Befallene Blumenerde entfernen.
- Befallene Wandstellen trockenlegen; Tapete, Anstrich, gegebenenfalls auch den Putz, soweit er befallen ist, entfernen. Nach Sanierung der Wand – gegebenenfalls auch durch geeignete Baumaßnahmen – sicherstellen, daß keine Durchfeuchtung mehr möglich ist.
- Zur Sanierung keine «pilzwidrigen» Anstriche verwenden; sie sind entweder wirkungslos oder enthalten starke Wohngifte.

- Falls ein erneuter Pilzbefall selbst durch Baumaßnahmen nicht auszuschließen ist, bleibt für Allergiker nur noch der Umzug.

Vorsichtsmaßnahmen

- Räume mit hoher Luftfeuchte wie Küche, Bad und Schlafzimmer oft und gründlich lüften!
- Holzverkleidungen nur nach den Regeln der Baukunst mit ausreichender Hinterlüftung anbringen!
- Schränke oder großflächige Bilder nie an Außenwänden aufstellen bzw. -hängen!
- Unbenutzte Räume (z. B. Gästezimmer) mindestens einmal täglich gründlich lüften. In diesen Räumen keine Zimmerpflanzen und keine großen Möbelflächen nahe an die Wand stellen!
- In Wochenendhäusern für Dauerlüftung sorgen. Keine Zimmerpflanzen und keine großen Möbelflächen nahe an die Wand stellen!
- In unbenutzten Räumen und Wochenendhäusern Wandanstriche, soweit das möglich ist, aus Kalk-, Silikat- oder Zementfarben verwenden!
- Zimmerpflanzen möglichst auf Blähton oder ähnlichen Substraten!
- Keine Zimmerpflanzen in Blumenerde in Krankenzimmern!
- Krankenzimmer besonders oft und gründlich lüften!
- In jedem Fall Verzicht auf Luftbefeuchter!

Sommersmog

Allgemeine Stoffbeschreibung

Sommersmog ist ein Gemisch aus Luftschadstoffen, die sich unter Sonneneinstrahlung aus natürlich vorhandenen oder künstlich erzeugten Gasen bilden. Meistens handelt es sich schon bei den Ausgangsgasen um Schadstoffe. Besonders stark gesundheitsgefährdend entwickelt sich Sommersmog bei Inversionswetterlagen.

Die Bestandteile des Sommersmogs unterscheiden sich von den Ausgangssubstanzen in der Regel durch höhere Oxidierung und durch stärkere Aggressivität gegenüber allen lebenden Organismen. Da diese Bestandteile durch Einwirkung des Sonnenlichts enstehen, werden sie unter dem Namen «Photooxidantien» zusammengefaßt.

Hauptbestandteil des Sommersmogs ist das → Ozon; es macht etwa 90 % des Photooxidantiengemischs aus. Die restlichen 10 % bestehen aus

- niederen → Aldehyden, z. B. → Formaldehyd, Acetaldehyd und → Acrolein (2-Propenal),
- aufoxidierten Stick- und Schwefeloxiden,
- Peroxiden aller Art, darunter Wasserstoffperoxid und die verschiedenen Peroxyacylnitrate.

Die Peroxyacylnitrate – nicht «Peroxyacetylnitrate», wie man häufig lesen kann –, abgekürzt PAN, sind überoxidierte, höchst aggressive Verbindungen aus Kohlenwasserstoffresten und Stickstoffdioxid.

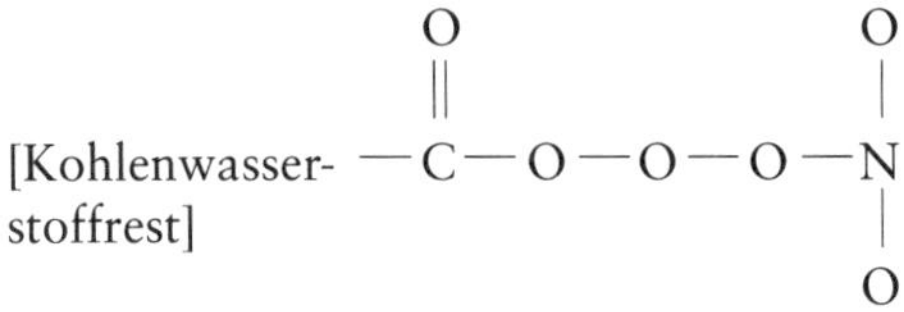

Peroxyacylnitrat

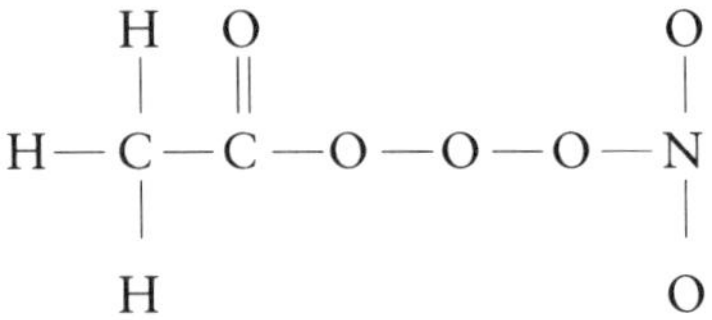

Peroxyethanoylnitrat

Anders als Ozon sind die übrigen Photooxidantien gut wasserlöslich und werden daher von den Schleimhäuten gebunden. Mit dem Wasser der Schleimhäute zusammen bilden sie stark ätzende Säuren, die das Schleimhautgewebe schon in geringen Konzentrationen bis zur Zerstörung angreifen.

Bei den Ausgangsgasen des Sommersmogs handelt es sich vor allem um

- Schadstoffe in → Autoabgasen,
- Methan (geschätzt insgesamt 5 bis 8 Millionen Tonnen), davon aus Abfalldeponien knapp 2 bis gut 3 Millionen, aus der Viehhaltung knapp 2 Millionen und aus dem Kohlebergbau (überwiegend Steinkohle) ca. 1,5 Millionen Tonnen,
- Stickoxide zusätzlich zu denen in Autoabgasen, vor allem aus der Landwirtschaft und der chemischen Industrie (→ Ozon),
- Ammoniak, vor allem aus der Massentierhaltung,
- Kohlenwasserstoffe außer Methan und zusätzlich zu denen in Autoabgasen, vor allem aus Nadelwäldern.

Nach einem Anstieg des Ozons kommt es zu einem Anstieg der Photooxidantien, der erst die eigentliche Gesundheitsschädigung bewirkt.

Es gibt so gut wie keine Meßstellen, die außer Ozon auch die übrigen Photooxidantien registrieren. Wenn daher zur Vermeidung von Schleimhautschädigungen durch Photooxidantien, z. B. Peroxyacylnitrate, Richt- oder Grenzwerte empfohlen werden, sind das immer Werte für Ozonkonzentrationen, nicht für Photooxidantien. Da das Bundesgesundheitsamt Schleimhautreizungen durch Sommersmog nicht für eine Gesundheitsstörung, sondern nur für eine Beeinträchtigung des Wohlbefindens hält, ist immer wieder aus dem Mund von Verkehrs- und sogar Umweltpolitikern zu hören, daß eine Ozonkonzentration, bei der es zu Augenreizungen oder anderen leichten Schleimhautreizungen kommt, «zwar lästig, aber ungefährlich» sei.

Das ist ein Irrtum! Die Schwelle für Augenreizungen bei empfindlichen Menschen liegt nämlich bei einem maximalen 1-Stunden-Mittelwert von 0,1 ppm bzw. 200 µg/m³ Ozon/Luft; bei 0,15 ppm bzw. 300 µg/m³ ist ca. ein Drittel und bei 0,2 ppm bzw. 400 µg/m³ etwa die Hälfte der Bevölkerung betroffen. Das sind Zahlen der Weltgesundheitsorganisation WHO. Über die Gesundheitsgefährdung durch Ozon sagen diese Werte ganz und gar nichts: Die setzte die WHO mit 120 µg/m³ fest (→ Ozon).

Wirkung

Die Bestandteile des Sommersmogs sind vor allem Reizgifte. Da sie die Schleimhäute angreifen und deren Schutzfunktion zerstören, erhöhen sie die Anfälligkeit für Infektionen aller Art. Darüber hinaus verstärken sie die Schadwirkungen des Ozons und der Autoabgase. Es gelten deshalb hier dieselben Forderungen wie bei → Autoabgasen und → Ozon.

Maßnahmen und Forderungen

Wie → Autoabgase, → Ozon.

Styrol

Allgemeine Stoffbeschreibung

Styrol bildet den Hauptbestandteil der Harze im Balsam der Styraxgewächse. Diese Harze wurden schon in der Antike wie Weihrauch, im pharaonischen Ägypten auch zum Einbalsamieren verwendet. Seiner Molekularstruktur nach gehört Styrol zu den aromatischen Verbindungen: Es besteht aus einem Benzolring bzw. Phenylrest, an den ein Ethenrest (bzw. eine Vinylgruppe, → Kohlenwasserstoffe) gebunden ist. Bei Raumtemperatur ist Styrol eine leicht polymerisierende, nach Leuchtgas riechende Flüssigkeit.

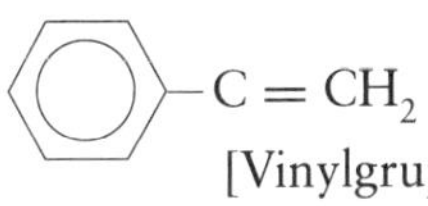

Styrol

[Vinylgruppe]

[Phenylgruppe]

Monomeres Styrol ist → Lösemittel in allen Farben, Lacken und Klebern aus ungesättigten Polyesterharzen. Polymerisiertes Styrol bildet den Massenkunststoff Polystyrol (DIN-Kurzzeichen: PS). Besondere Bedeutung im Alltag haben die Dämmstoffe aus aufgeschäumtem Polystyrol, wie z. B. «Styropor». Treibmittel zum Aufschäumen solcher Dämmstoffe sind aromatenfreie → Benzine. Sie sind zwar erheblich umweltfreundlicher als die früher zum Aufschäumen von Polyurethan-Schaumstoffen benutzten FCKW, zum Treibhauseffekt tragen aber auch die massenhaft in die Atmosphäre entweichenden Alkane (→ Kohlenwasserstoffe) aus den Benzinen bei.

Nach der Fabrikation ist die Ausgasung monomeren Styrols aus PS-Dämmstoffen noch einige Wochen in abnehmender Konzentration meßbar. Es ist aber nicht auszuschließen, daß auch längerfristig noch sehr geringe Styrolkonzentrationen in die Raumluft gelangen, wenn PS-Dämmstoffe an den Rauminnenseiten großflächig und ohne dampfdichte Sperrschicht eingebaut wurden.

Wirkung

Styrol greift vor allem das Nervensystem an und kann die Schadwirkungen anderer flüchtiger Stoffe verstärken, besonders die von → Lösemitteln und Alkohol (→ Alkohole). Gespeichert wird es hauptsächlich im Fettgewebe, langfristig aber auch im Gehirn und im Nervengewebe. Inwieweit Styrol zu Mißbildungen und Erbgutschäden beiträgt, ist noch ungeklärt. Zum krebserzeugenden Potential von Styrol bei Menschen ergaben Untersuchungen der *International Agency for Research on Cancer* (IARC) in Lyon ein sehr hohes Krebsrisiko bei Aushilfsarbeitern in styrolverarbeitenden Betrieben, auch wenn sie nur wenige Jahre in der Produktion von Polystyrol und verwandter Kunststoffe beschäftigt waren. Nach dem Ausschluß anderer möglicher Faktoren war die Anzahl der an Krebs Erkrankten unter ihnen drei- bis vierfach höher als im Bevölkerungsdurchschnitt.

Symptome einer chronischen Vergiftung sind

- Atemwegsreizungen,
- Augenreizungen,
- Blasenbildung der Haut,
- Kopfschmerzen,
- Müdigkeit.

Gelegentlich treten auch Leberschäden auf. Langfristig ruft Styrol mit hoher Wahrscheinlichkeit Polyneuropathien hervor.

Maßnahmen

- Nachweis in der Innenraumluft durch spezielles Sammelröhrchen; im übrigen wie bei → Lösemitteln.
- Entgiftung wie bei → Lösemitteln.

Tabakrauch

Allgemeine Stoffbeschreibung

Tabakrauch enthält eine Vielzahl von Substanzen – in der Fachliteratur wird von einigen tausend gesprochen. Wie sie sich in ihren Wirkungen wechselseitig verstärken oder abschwächen, kann allein wegen ihrer Menge nie genau angegeben werden. Sicher ist nur, daß viele von ihnen – nach einigen Angaben mehr als 800 – Krebs erzeugen.

Die Konzentration der Substanzen im Tabakrauch ist im «Nebenstrom» – dem Schwelrauch, der von Zigaretten, Zigarren, Pfeifen u. a. aufsteigt, wenn der Raucher gerade nicht «zieht» – in der Regel erheblich höher als im «Hauptstrom», den der Raucher einatmet. Bei einigen besonders häufig vorkommenden Krebsgiften sind die Konzentrationen im «Nebenstrom» gegenüber dem «Hauptstrom» in folgender Weise erhöht:

- Anilin bis zu 30mal,
- Cadmium bis zu 7mal,
- Formaldehyd bis zu 51mal,
- Nickel bis zu 31mal,
- Nitrosamine bis zu 440mal,
- PAK, gemessen als Benzo(a)pyren, bis zu 4mal.

Hinzu kommen radioaktive Alphastrahler wie Thorium und Radium (→ Radon), die von der Tabakpflanze besonders stark angereichert werden, und Reizgifte wie → Acrolein.

Auch wenn die Konzentrationen des «Nebenstroms» mit zunehmender Entfernung von der Quelle rasch abnehmen, sind «Passivraucher» stark gefährdet. Nach epidemiologischen Untersuchungen an nichtrauchenden Frauen steigt das Risiko, an Bronchialkrebs zu erkranken, bei Frauen, die mit schwachen bis mäßigen Rauchern (bis 19 Zigaretten pro Tag) verheiratet sind, um den Faktor 1,2, d. h. um 20 % gegenüber Frauen, die mit Nichtrauchern verheiratet sind. Bei Frauen starker Raucher steigt das Krebsrisiko sogar auf das 3,5fache. Kinder in Raucherfamilien sind gegen Infektionen der Atemwege besonders anfällig. Jedes zweite Kind wächst in Raucherfamilien auf.

Wirkung

Tabakrauch wirkt bei Rauchern wie «Passivrauchern» vor allem als Krebsgift. Angegriffen werden in erster Linie Atemwege, Bronchien, die Lunge insgesamt und die Blutgefäße. Es wird geschätzt, daß 80 % der Lungenkrebsfälle bei Männern durch Tabakrauch verursacht werden, das bedeutet 24 000 Krebstote in der Bundesrepublik Deutschland pro Jahr durch Rauchen. 80 000 Beine von gefäßgeschädigten Rauchern werden jedes Jahr in der Bundesrepublik amputiert. Durch das → Cadmium im Rauch wird vor allem bei Frauen die Neigung zu Osteoporose gefördert.

Typische Erkrankungen sind:

Allergien
Arteriosklerose
Asthma bronchiale
Atemwegserkrankungen

Bronchialkrebs
Herzinfarkt durch Verschluß der Herzkranzgefäße
Kehlkopfkrebs
Lungenkrebs
Mittelohrentzündungen bei Kindern in Raucherfamilien
Osteoporose
«Raucherbein», Absterben der Gliedmaßen durch Verschluß der Blutgefäße
Schlaganfall durch Arteriosklerose im Gehirn

Etwa 250000 Raucher sterben jedes Jahr in der Bundesrepublik an diesen Folgen des Rauchens.

Tabakrauch ist Wirkungsverstärker fast aller anderen Alltagsgifte, u. a. von → Acrolein, → Alkoholen, → Amalgam, → Asbest, → Autoabgasen, → Blei, → Cadmium, → Dioxinen und Furanen, → Formaldehyd, → Lösemitteln, → Nitrosaminen, → PAK, → Palladium, → Radon.

Maßnahmen

- Nachweis im Urin und Blut.
- Raucherentwöhnung.

Eine Radikalmethode für willensstarke und selbstbewußte Raucher: Möglichst viel rauchen, restliche Zigaretten und Feuerzeug wegwerfen, viel Wasser trinken. Willensschwache und ängstliche Raucher bekommen entsprechend ihrem Zigarettenkonsum 1 mg Nikotinkaugummi anstelle einer Zigarette. Prothesenträger bekommen Nikotinpflaster. Dieser Nikotinersatz für Zigaretten sollte nur so lange genommen werden, bis der Nikotinabhängige gelernt hat, Streß zu bewältigen. Exraucher müssen vorübergehend 1000 kcal (ca. 4200 kJ) täglich weniger essen: Das ist die Menge, die 20 Zigaretten täglich an Energie zu ihrem Abbau verbrauchen. Andernfalls nimmt der Exraucher stark zu.

Raucherentwöhnung ist die wichtigste lebenserhaltende Maßnahme!

Recht

Passivraucher können Körperverletzung durch Raucher einklagen, wenn Giftmessungen im Urin nach der Vergiftung dies belegen. Unabhängige Zeugen sollten vorhanden sein.

Forderungen

- **Absolutes Rauchverbot in allen öffentlichen Gebäuden und Einrichtungen!**
- **Niemals in Gegenwart von Kindern rauchen, auch nicht an öffentlichen Plätzen im Freien!**
- **Verbot der Zigaretten- und Tabakreklame!**

Terpene

Allgemeine Stoffbeschreibung

Terpene sind Kohlenwasserstoffe (etherische Öle), die durch Wasserdampfdestillation oder Extraktion aus Pflanzenteilen – Blüten, Blättern, Wurzeln – oder Balsamen gewonnen werden. Balsame sind dickflüssige Pflanzenausscheidungen, z. B. Naturkautschukmilch oder Fichtenharz. Sie enthalten im wesentlichen ein Bindemittel – nämlich das jeweilige pflanzliche Harz, z. B. Kautschuk oder Kolophonium –, Wasser und als Lösemittel verschiedene etherische Öle, meistens Terpene.

Allen gemeinsam ist der Aufbau aus Isopreneinheiten. Sie werden deshalb auch «Polyprene» genannt.

$$H_2C{=}C(CH_3){-}CH{=}CH_2$$ Isopren (2-Methyl-1,3-Butadien)

Es gibt sie als azyklische und zyklische (→ Kohlenwasserstoffe) Terpenaldehyde, -alkohole, -ester, -ether und -ketone (→ Aldehyd, → Alkohole, → Ester, → Ether, → Ketone). Die meisten sind flüssig oder wachsartig fest. Viele werden ihres angenehmen Geruchs wegen als Riechstoffe verwendet. Zu den besser bekannten Terpenen gehören z. B. Geraniol und Zitronellol, Geruchsstoffe von Rosen, Menthol, Campher und Carotin, das Provitamin A.

Terpentin ist die Bezeichnung für Balsame verschiedener Nadelbäume (Pinus-Arten). Daraus wird durch Vakuum- oder Wasserdampfdestillation Balsamterpentinöl gewonnen. Als Rückstand bleibt Kolophonium. Das billigere Wurzelterpentinöl stammt aus harzreichen Holzabfällen. Terpentinöle enthalten neben anderen Terpenen vor allem verschiedene Pinene.

Terpentinöle sind → Lösemittel in Schuhcremes, Bohnerwachsen und als Balsamterpentinöle in Farben, vor allem in Lacken und Lasuren der Naturfarbenhersteller, enthalten, die neben Terpentinölen auch Citrusterpene als Lösemittel einsetzen.

Wirkung

Nach der MAK-Werte-Liste gehören Terpentinöle zu den stark sensibilisierenden Arbeitsstoffen. Sie können starke Allergien verursachen, eine bestimmte Form dieser Allergien ist als «Malerekzem» bekannt. Es wird vermutet, daß dafür vor allem die Terpene d-alpha-Pinen und 3-Karen verantwortlich sind, deren Konzentration in den Terpentinölen erheblich schwankt. In den Balsamterpentinölen der Naturfarben und -lacke sind sie angeblich – nach Auskunft der Hersteller – nicht enthalten. Das zu den Citrusterpenen zählende Limonen wird gegenwärtig im Auftrag der MAK-Werte-Kommission auf krebserzeugendes Potential geprüft.

Maßnahmen und Forderungen
Es gelten grundsätzlich die gleichen Maßnahmen und Forderungen wie bei den → Lösemitteln.

Toluol → Kohlenwasserstoffe (Aromaten), → Lösemittel

Vinylchlorid

Vinylchlorid (Monochlorethen) ist das Monomer des Massenkunststoffs Polyvinylchlorid (PVC). Aus PVC hergestellte oder PVC enthaltende Produkte sind u. a.
- Abwasser-Fallrohre, Dränrohre, Dachrinnen,
- Armaturen,
- Behälter aller Art,
- Gehäuse elektrischer Geräte,
- Ummantelungen elektrischer Kabel,
- Haushaltsgegenstände,
- Bodenbeläge aller Art,
- Spielwaren,
- Kunstleder,
- Schallplatten,
- Folien.

Außerdem kann es allein oder als Copolymer das Bindemittel in Kunststoffklebern, Farben und Lacken sein.

Der Gehalt an nicht gebundenen Vinylchlorid-Monomeren darf im fertigen Kunststoffprodukt 2ppm nicht überschreiten. PVC enthält immer Weichmacher, hartes nur geringe Mengen, weiches sehr viel. Die Weichmacher (höhere → Alkohole, → Kohlenwasserstoffe, → Karbonsäuren) treten mit der Zeit aus dem Kunststoff aus und belasten die Raumluft bzw. die Umwelt. Das gleiche gilt für die ebenfalls immer in PVC-Produkten als Antioxidantien enthaltenen Verbindungen von Schwermetallen wie Blei, Cadmium, Kobalt u. a.

Wirkung
Vinylchlorid ist ein starkes Hirn-, Nerven- und Lebergift. Es verursacht nachgewiesenermaßen Krebs bei Menschen (MAK III A1). Symptome bzw. Folgen einer chronischen Vergiftung sind u. a. auch die für Hirn- und Nervengifte typischen «unspezifischen» Erscheinungen:

Allgemeine Beschwerden wie
Beschwerden im Oberbauch
Fettunverträglichkeit, die sich als Abneigung gegen fettes Essen äußern kann
Gewichtsabnahme
Magen-Darm-Beschwerden
Völlegefühl

Durchblutungsstörungen

Hautveränderungen wie
Starke Hornhautbildung (Hyperkeratose)
Verhärtungen der Haut

Knochenveränderungen

Krebs
Hirntumoren
Lebertumoren
Lungentumoren

Psychische und Verhaltensstörungen wie
Appetitlosigkeit
Energielosigkeit
Impotenz
Lustlosigkeit
Müdigkeit
Reizbarkeit

Sensibilitätsstörungen (Paresthesien) wie
Hörstörungen
Kältegefühl oder Brennen der Hände und Füße
Kribbeln und Taubheit in den Gliedmaßen
Schmerzen
Schwindel

Einmal abgesehen davon, daß aus großflächig verwendeten PVC-Materialien, wie etwa Bodenbelägen, immer Vinylchlorid ausgasen kann, stellt PVC auch eine erhebliche Gefahr für die Umwelt dar; denn selbst wenn das Recycling von PVC-Materialien einige Male möglich sein sollte – was bisher allenfalls ausnahmsweise geschieht –, müssen sie doch schließlich durch Verbrennung «entsorgt» werden. Dabei aber gelangen außer den Dioxinen auch zum Schaden des Ozonschutzschilds immer auch Chlor und Chlorverbindungen in die Stratosphäre, die sich dort nur sehr langsam abbauen.

Maßnahmen

- Nachweis in der Raumluft und im gekehrten Hausstaub.
- Nachweis im Blutbild.
- Nachweis im Urin.
- Zur Entgiftung absoluter Expositionsstopp.

Recht

Vinylchloridvergiftung am Arbeitsplatz ist eine meldepflichtige Berufskrankheit. Es gelten demnach die entsprechenden Bestimmungen des Arbeitsrechts.

Bei Vergiftungen im Privatbereich machen sich Hersteller und Vertreiber der Körperverletzung schuldig, sofern die Konzentration freier Vinychloridmonomere im Produkt 2ppm übersteigt.

Forderungen

- **Verzicht auf die Produktion von PVC!**
- **Verbot der Spielzeugherstellung aus PVC!**
- **Langfristig Verwendungsverbot von PVC, zumindest für großflächige Massenprodukte!**
- **Verzicht auf PVC-Produkte beim Bauen und Wohnen, soweit das irgend möglich ist!**

Xylole → Kohlenwasserstoffe (Aromaten), → Lösemittel

Zahngifte

Allgemeine Stoffbeschreibung

Zahngifte sind alle schädigenden Substanzen, die aus Materialien für Zahnreparaturen oder Zahnersatz in den Körper aufgenommen werden oder die im Kiefer Herde bilden. Außer Reingold wirken alle metallischen Legierungen für Zahnersatz und Zahnreparatur als Zahngifte, allen voran → Amalgam und → Palladium. Herde bilden bei den länger zurückliegenden Zahnbehandlungen auch → Arsen und → Formaldehyd. Bei Schädigungen durch Amalgam und Formaldehyd können auch andere Alltagsgifte wie z. B. → Lösemittel oder → Pestizide die Wirkung der Zahnherde verstärken.

Zu gefährlichen Metalleinlagerungen bei Gold- und Palladiumlegierungen kommt es erst dann, wenn der Kiefer vorher mit Amalgam vergiftet war. Gold und Amalgam sind Gegenspieler, die sich «wie ein Magnet» gegenseitig festhalten. Spuren von Amalgam im Kiefer binden Gold lebenslang. Zahnärzte tragen zur Messung von Amalgamdampf in ihrer Praxis eine hauchfeine Goldfolie in einem Monitor am Revers. Sie wissen daher ganz genau: Wo lange Amalgam war, darf ebenso lange kein Gold hin. Goldspiegel im Kiefer gibt es nur bei Mißachtung dieses Grundsatzes.

Palladium wird durch Amalgam etwa 100fach stärker als Gold in den Kiefer eingelagert, von wo es irreversibel, d. h. nicht mehr herausholbar, ins Gehirn gelangen kann.

Wichtigste Quelle für Formaldehyd im Kiefer sind Behandlungsmaterialien toter Zahnwurzeln. Formaldehyd verteilt sich daraus lebenslang im Kieferknochen. Hinzu kommt Formaldehyd aus Betäubungsspritzen zur Zahnbehandlung, aus Spanplatten, Möbeln, Klebern, Tabakrauch usw. Neben Gold und den Amalgam-Metallen werden in Dentallegierungen unter anderem folgende, zumindest im Tierversuch krebserregende oder krebsfördernde Materialien benutzt:

Beryllium
Cadmium
Chrom
Eisen
Iridium
Kobalt
Kupfer
Mangan
Molybdän
Nickel
Osmium
Palladium
Platin
Rubidium
Silber
Vanadium
Zink

In seiner Habilitationsschrift (1992) über mögliche Schadwirkungen von Dentallegierungen beschreibt N. Reuling unter anderem die Gewebsreaktionen verschiedener Legierungen mit folgenden Ergebnissen:

- Palladium-Kupfer-Legierungen zeichnen sich aus durch starke Gewebsreaktion (Fremdkörperreaktion), Nierenreaktion (ebenso Palladium-Indium-Legierungen) und Zellschädigung des Dünn- und Dickdarms.
- Auch goldreduzierte Silber-Kupfer-Indium-Legierungen wiesen starke Organreaktionen auf.
- Die stärksten Gewebsreaktionen mit Entzündungen und Kapselbildung aus Bindegewebe um das Material zeigten berylliumhaltige Legierungen.
- Gewebsreaktionen mit ausgedehnten Nekrosen zeigten galliumhaltige Legierungen.
- Titan und Tantal wiesen schlechtere Biokompatibilität auf als Keramik.
- Die geringsten Gewebsreaktionen zeigten sich bei Hochgoldlegierungen.
- Die Stärke der Gewebsreaktionen stimmte jeweils mit der Metallkonzentration im Gewebe überein.

Aufgrund dieser Erkenntnisse sollte der Zahnarzt bei einer vermuteten Metallunverträglichkeit eine Probe des umgebenden Gewebes auf die Legierungsbestandteile untersuchen lassen. Dadurch kann das Schädigungspotential von Zahnlegierungen besser als durch Tierexperimente oder Allergietests nachgewiesen werden, da eine Metallunverträglichkeit in der Regel ein chronisch toxisches und nur selten ein allergisches und fast nie ein akut toxisches Geschehen ist.

Nach Reulings Ergebnissen sollte auf kupferhaltiges Palladium und Beryllium ganz verzichtet werden. Bei Indium, Gallium, Chrom, Nickel, Kobalt und Molybdän muß bei nachgewiesener Unverträglichkeit die Legierung entfernt werden.

Metalle aus Zahnlegierungen gelangen in den Körper durch
- Verschlucken mit dem Speichel und Resorption über den Darm,
- direkte Aufnahme in die Mundschleimhaut und Einschwemmung über Blut- und Lymphgefäße,
- Einwanderung über die Zahnkanälchen in den darunterliegenden Knochen.

Wirkung

Metalleinlagerungen wirken als Dipol und können zu Elektrosensibilität und allgemeiner Metallunverträglichkeit führen. Ganzkörperallergien werden (in absteigender Häufigkeit) durch Amalgam, Formaldehyd, Nickel und Palladium ausgelöst.

Quecksilber in den Zahnwurzeln wirkt zunächst bakterientötend. Nach einigen Jahren kommt es jedoch zur Resistenz, und es wachsen neben den Schwermetalldepots im Kieferknochen gefährliche Bakterien und – meist nach Antibiotikagabe – Pilze. Es kommt im Bereich der Wurzel zu entzündlichen Knochenveränderungen. Später zeigen sich diese Veränderungen auch an nicht amalgamgefüllten Nachbarzähnen.

Besonders stark sind die Metallablagerungen an Weisheitszähnen, auch wenn sie noch nicht durchgebrochen sind, aber auf dem Nerven- und Blutgefäßkanal liegen, über den die Gifte von den Zähnen in den Körper fließen. Zuletzt finden sich die schädlichen Veränderungen auch an den Schneidezähnen, die weitab von den amalgamgefüllten Zähnen stehen. Nach einiger Zeit oder nach Herdinfektionen sammeln und vermehren sich in diesen Bezirken des gestörten Knochenstoffwechsels Bakterien und Pilze.

Alle Arten von Zahnfüllungen und fest eingebautem Zahnersatz wie Kronen oder Brücken sind bestenfalls der Gesundheit des Gesamtorganismus nicht abträglich, haben aber im wesentlichen nur kosmetischen Effekt. Wirklich sicher ist nur die Radikalmethode, den kranken Zahn zu ziehen; denn wo kein Zahn mehr ist, kann sich auch kein «Zahnherd» bilden. So wurden früher in einem Schweizer Tal den Mädchen bei der Hochzeit alle Zähne gezogen, «damit sie auf der Alm nicht krank würden». Nach demographischen Untersuchungen bewirkte dieses rauhe Brauchtum, daß die Männer der Gegend im Durchschnitt 30 Jahre vor den Frauen starben.

Nach Kenntnis der Zahnärzte ist im Schnitt nur in den ersten 35 Lebensjahren damit zu rechnen, daß die Spitzen der Zahnwurzeln gesund sind; danach führen alle Umweltgifte zu Stoffwechselstörungen, die eine Einlagerung von Giften, Bakterien, Pilzen und Viren zur Folge haben können.

Durch gelegentliche Antibiotikagaben kommt es zur Einschmelzung der Herde, d. h. zu einer Abkapselung. Die abgekapselte Knocheneiterung kann jahrzehntelang bestehen, ohne örtliche Schmerzen hervorzurufen. Schon geringe zusätzliche Belastungen bewirken die Freisetzung von Giften, Bakterien u. a. Im Randbezirk führen die Fremdstoffe zu einem Verbrauch von Abwehrstoffen wie T-Lymphozyten und von Spurenelementen, z. B. Zink.

Durch Nebenverbindungen entstehen Organschäden an ganz anderen Stellen im Körper:

- Bei kranken Oberkieferzähnen mit den Wurzeln in oder in der Nähe der Kieferhöhle kommt es z. B. oft zu Darmkrankheiten, Darmpilz, Blasenleiden, Magenschmerzen und Nierenentzündung.
- Bei Herden im Bereich der vorderen oberen Schneidezähne und der oberen Weisheitszähne, verursacht von Amalgam- oder anderen Metalleinlagerungen, aber auch von Lösemitteln oder Formaldehyd, treten oft Gedächtnisstörungen auf.
- Herde in den «Herzzähnen», das sind alle Weisheitszähne (8er-Zähne), führen schon vom 20. Lebensjahr an zu Herzrhythmusstörungen. Herde im linken 8er (Zahn 4.8*) können auch zum Herzinfarkt führen. Falls die 8er unvollständig saniert wurden, d. h. das Zahnsäckchen im Kiefer blieb, sind die Folgen die gleichen.
- Querliegende 8er, die auf, im oder entlang dem Nervenkanal liegen, sind stark krankheitsauslösend, d. h. gerade die Zähne, die der Laie nicht sieht. Jahrzehnte nach Entfernung der 8er übernehmen die vor den Weisheitszähnen liegenden Backenzähne (die 7er) die gleiche Funktion, da nun die Nerven im verkürzten Kiefer daran vorbeiziehen.

Gleichartige Beziehungen bestehen z. B. zwischen

- Sehstörungen und vor allem den oberen 3er Zähnen (1.3 und 2.3)
- die Wirkung bei gestörtem Sehen kann nach Entfernen des «Sehzahns» verblüffend sein; in einem Fall kam ein diagnostiziertes malignes Melanom zum Stillstand –,
- Hörstörungen und den 8er Zähnen,
- Hormonstörungen und den oberen 4er Zähnen (Sexual- und Wachstumshormone) und 5er Zähnen (Schilddrüsenhormone).

Alle Oberkieferzähne und die Weisheitszähne gelten als Hirnzähne, alle Unterkieferzähne als Nervenzähne, wobei die oberen Weisheitszähne (1.8 und 2.8) vornehmlich die Psyche und die Weisheitszähne unten (3.8 und 4.8) die körperliche Energie beeinflussen können.

Welche Organe und Körperteile durch Giftherde in den Zähnen bedroht sind, zeigt die folgende Tabelle.

---

* Bei den Ordnungsziffern bezeichnet die Ziffer vor dem Punkt die Stellung des Zahns im Kiefer: 1 = oben rechts, 2 = oben links, 3 = unten rechts und 4 = unten links; die Ziffer nach dem Punkt bezeichnet die Reihenfolge jeweils vom vordersten Schneidezahn bis zum Weisheitszahn – 1.1 ist also der vorderste Schneidezahn oben rechts und 4.8 der Weisheitszahn unten links.

Giftherde und gefährdete Körperregionen		
Zähne		*Gefährdete Organe und Körperteile*
oben rechts	oben links	(stark gefährdete sind hervorgehoben)
1.1	2.1	**Hirn, Niere**, Blase, Stirnhöhle, Knie, Lendenwirbelsäule
1.2	2.2	**Hirn, Niere**, Blase, Stirnhöhle, Knie, Lendenwirbelsäule
1.3	2.3	**Augen, Hirn**, Leber, Gallenblase, Hüfte, Brustwirbelsäule
1.4	2.4	**Darm**, Stirnhöhle, Lunge, Nasennebenhöhlen, Hand außen, Füße, Zehen, Thymus, Wirbelsäule
1.5	2.5	**Darm**, Stirnhöhle, Lunge, Nasennebenhöhlen, Hand außen, Füße, Zehen, Thymus, Wirbelsäule
1.6	2.6	**Magen**, Kieferhöhle, Brust, Nebenschilddrüse, Bauchspeicheldrüse, Brustwirbelsäule, Knie vorn
1.7	2.7	**Magen**, Kieferhöhle, Brust, Nebenschilddrüse, Bauchspeicheldrüse, Brustwirbelsäule, Knie vorn, Immunsystem
1.8	2.8	**Gehör, Herz, Psyche**, Dünndarm, Schulter, Ellenbogen, Hand innen, Hirnanhangsdrüse, Zentrales Nervensystem, Brustwirbelsäule, Lendenwirbelsäule
unten rechts	unten links	
3.1	4.1	**Blase**, Kreuz, Fuß, Nebennieren, Stirnhöhle, Brustwirbelsäule
3.2	4.2	**Blase**, Kreuz, Fuß, Nebennieren, Stirnhöhle, Brustwirbelsäule
3.3	4.3	**Leber, Galle**, Knie, Hüfte, Augen, Brustwirbelsäule
3.4	4.4	Brust, Magen, Lymphgefäße, Knie, Rachen, Milz, Kieferhöhle, Brustwirbelsäule, Lendenwirbelsäule
3.5	4.5	**Brust, Magen**, Lymphgefäße, Knie, Rachen, Milz, Kieferhöhle, Brustwirbelsäule, Lendenwirbelsäule

Zähne unten rechts	unten links	*Gefährdete Organe und Körperteile* (stark gefährdete sind hervorgehoben)
3.6	4.6	**Darm, Lunge,** Venen, Arterien, Schulter, Ellenbogen, Hand, Fuß, Zehen, Siebbeinzellen, Wirbelsäule, Immunsystem
3.7	4.7	**Darm, Lunge,** Venen, Arterien, Schulter, Ellenbogen, Hand, Fuß, Zehen, Siebbeinzellen, Wirbelsäule
3.8	4.8	**Gehör, Herz,** Schulter, Ellenbogen, Energie, periphere Nerven, Darm, Wirbelsäule

Jeder Zahnherd führt über kurz oder lang zu Immunstörungen. Da Zahnherde schmerzfrei sind, bestehen sie oft über Jahrzehnte. Hierdurch ist auch eine Krebsstimulation möglich. So findet man bei Krebspatienten häufig von Formaldehyd in toten Zahnwurzeln verursachte Herde bei dem Zahn, der dem kranken Körperteil zuzuordnen ist.

Krebs-Herdschema

Betroffener Körperteil	*Zahnherde*
Bauchspeicheldrüse	1.7, 2.7
Blase	1.1, 2.1, 1.2, 2.2, 3.1, 4.1, 3.2, 4.2
Darm	1.5, 2.5, 3.6, 4.6, 3.7, 4.7, 3.8, 4.8
Dünndarm	1.8, 2.8
Galle	1.3, 2.3
Hirn	1.1, 2.1, 1.2, 2.2, 1.3, 2.3
Hypophyse	1.8, 2.8
Leber	3.3, 4.3, 1.3, 2.3
Lunge	1.4, 2.4
Lymphknoten	3.4, 4.4, 3.5, 4.5

Krebs-Herdschema	
Betroffener Körperteil	*Zahnherde*
Magen	1.6, 2.6, 1.7, 2.7
Milz	3.3, 3.4, 3.5, 4.5
Nebennieren	3.1, 4.1, 3.2, 4.2
Niere	1.1, 2.1, 1.2, 2.2
Ohren	1.8, 2.8, 3.8, 4.8

Alle Zahnherde – gleich welcher Ursache – können Rheuma auslösen. Besonders gefährlich sind von Amalgam und Palladium verursachte Unterkieferherde.

Rheuma-Herdschema	
Betroffener Körperteil	*Zahnherde*
Ellenbogen	3.7, 4.7, 3.8, 4.8
Fuß	3.6, 4.6, 3.7, 4.7
Hand	1.4, 2.4, 3.6, 4.6, 3.7, 4.7, 1.8, 2.8, 3.8, 4.8
Hals- und Brustwirbelsäule	1.3, 2.3, 1.6, 2.6, 1.7, 2.7, 1.8, 2.8, 3.1, 4.1, 3.2, 4.2, 3.3, 4.3, 3.6, 4.6, 3.7, 4.7, 3.8, 4.8
Hüfte	1.3, 2.3, 3.3, 4.3
Knie insgesamt vorn	1.1, 2.1, 1.2, 2.2, 3.3, 4.3, 3.5, 4.5 1.7, 2.7, 1.6, 2.6
Lendenwirbelsäule	1.1, 2.1, 1.2, 2.2, 3.4, 4.4, 3.5, 4.5, 3.6, 4.6, 3.7, 4.7, 1.8, 2.8, 3.8, 4.8
Schulter	3.6, 4.6, 1.8, 2.8, 3.8, 4.8
Zehen	1.4, 2.4, 1.5, 2.5, 3.6, 4.6, 3.7, 4.7

Einlagerungen der Zahngifte im Gehirn, wie sie im Kernspintomogramm nachgewiesen werden können, führen je nach dem Ort, an dem sie Depots bilden, zu Symptomen des Stirn-, Stamm- oder Schläfenhirnsyndroms (s. S. 19 f.), wie sie auch bei chronischen Schädigungen durch Hirn- und Nervengifte wie etwa → Amalgam, → Blei, → Dioxine oder → Lösemittel zu beobachten sind. In besonders schweren Fällen tritt Multiple Sklerose ein.

Maßnahmen

- Nachweis der Metalle durch Kaugummitest wie bei → Amalgam.
- Sonstige Nachweise von Kiefer-, Hirn- und anderen Körperdepots wie bei → Amalgam, → Arsen, → Formaldehyd, → Lösemitteln.
- Maßnahmen zu Entgiftung und Sanierung wie bei → Amalgam.

Grundsätze bei Erkrankungen durch Zahngifte

- **Eine von einem Zahnherd beeinflußte Erkrankung kann erst erfolgreich behandelt werden, wenn der betreffende Zahnherd saniert ist.**
- **Je älter und schwerwiegender der Zahnherd, desto länger muß zur Sanierung die Wunde offenbleiben, bzw. desto öfter muß sie wieder geöffnet werden. Die Wunde muß so lange im Abstand zwischen 4 und 12 Monaten geöffnet und gereinigt werden, bis im Röntgenbild Metalle und Eiter verschwunden sind. Eine periodische Verschlechterung des betroffenen Organs ist ein genauer Hinweis auf noch nicht restlose Sanierung.**
- **Vor Behandlung der Hirnherde muß der ganze Kiefer nachweislich metallfrei sein!**
- **Bei ernsten Krankheiten müssen alle zugänglichen Metalle operativ entfernt werden!**
- **Ferner muß alles zur Abwehrsteigerung unternommen werden: Zinkgabe, keine Zahn-, Wohn-, Luft- und Wassergifte, kein Streß.**

In keinem Falle dürfen Antibiotika gegeben werden! Wenn bei zahlreichen Hirnherden aus Schwermetallen («Multiple Sklerose») hochdosiert Cortison gegeben wird, kommt es zu einer örtlichen Abwehrschwäche, und es lagern sich gefährliche Bakterien und Viren um die Metalle an.
Bei Obduktionen wurden in solchen Fällen Slow-Viren, Botulismus-Bazillen und zahlreiche andere Erreger gefunden.

Forderungen

Da letztlich sehr viele Alltagsgifte auch zu Zahngiften werden können, gelten die bei anderen Stichworten – insbesondere bei Amalgam, Autoabgasen, Formaldehyd, Lösemitteln und Tabakrauch – erhobenen Forderungen. Sie alle lassen sich zusammenfassen in der einen Forderung:

- **Dafür Sorge tragen, daß giftdisponierte Kinder- und Kindeskinder giftfrei leben dürfen!**

Zusammenstellung der Alltagsgiftquellen	
Vorkommen	*Alltagsgifte*
Abbeizer (nur sehr scharfe)	Dichlormethan
Alaun (Kaliumaluminiumsulfat) im Rasierstein	Aluminium
Arzneimittel, Pharmazeutika	Aluminium (Desinfektionsmittel in Spritzenampullen, Essigsaure Tonerde, Antazida gegen überhöhte Magensäure, Gurgelwässer, Homöopathika u. a. für lernschwache Kinder, Heilerde usw.) Ethanol (Tropfen, Tinkturen u.a.) Quecksilber (Salben, Tinkturen und Puder zur Behandlung von Hautkrankheiten, Augentropfen, Antiseptika zur Wunddesinfektion)
Autoabgase	Acrolein Aldehyde Ammoniak Aromaten (Benzol, Phenole, Anilin) Cyanide Dioxine und Furane Formaldehyd Kohlenmonoxid Metalle Methylbromid (Brommethan) Nitrosamine Nitrose Gase (Stickoxide) PAK Palladium Platin Ruß Schwefeloxide Schwefelwasserstoff
Backpulver	Aluminium
Barometer (ältere)	Quecksilber
Batterien	Cadmium Nickel Quecksilber

Vorkommen	*Alltagsgifte*
Benzine (Testbenzine, «Terpentinersatz»)	Heptane Nonane Oktane
Benzine (unverbleit)	Aromaten (Benzol, Ethylbenzol, Toluol, Xylol) Cycloalkane, Isoalkane
Benzine (verbleit)	Dibromethan Dichlorethan Tetraethylblei Tetramethylblei
Benzine (Waschbenzine)	Hexane Pentane
Biere (dunkel), besonders Rauchbier	Nitrosamine
Bitumenbeschichtungen	Cyclohexanon Dekalin Methylcyclohexanol PAK (?) Tetralin
Blattgemüse aus dem Treibhaus, besonders in den sonnenärmeren Monaten	Nitrosamine (entstehen im Körper aus Nitriten)
Böden über Granituntergründen, Lehmböden	Radon
Brände in Sammellagern für (chlor- oder bromhaltige) Kunststoffabfälle	Dioxine und Furane
Braten	Nitrosamine
Braunkohleverbrennung	Arsen Cadmium
Bremsbeläge älterer Autos	Asbest
Chemische Reinigung	Dioxine und Furane (in Lösemittelrückständen) Perchlorethylen
Chlorbleiche in der Zellstoff- und Papierindustrie	Dioxine und Furane

Vorkommen	*Alltagsgifte*
Dämmstoffe aus Polystyrol	Styrol
Druck-Erzeugnisse, besonders druckfrische Zeitungen, Zeitschriften, Prospekte, Bücher	Lösemittel (besonders Aromaten wie Toluol und Xylole)
Elektrische Geräte	Elektromagnetische Felder (Kabel angeschlossen, freiliegend) PCB (ältere Geräte) Vinylchlorid (Gehäuse)
Erde von Zimmerpflanzen	Schimmelpilze
Farben, Lacke	Butanole Dekane Dodekane Heptane Isopropanol Nonane Oktane Phenylmethanol Propanol Toluol Undekane Vinylchlorid (PVC-Copolymerisate) Xylole
Farben, Lacke (Acrylate)	Butylacetat Butylglykol Ethylglykol Ethylglykolacetat Methylglykol Methylglykolacetat Tetrahydrofuran
Farben, Lacke (Alkydharze)	Butylglykol Dekalin Dekan Ethylglykol Heptan Hexan Isophoron Methylglykolacetat Oktan Terpentinöle Tetralin

Vorkommen	*Alltagsgifte*
Farben, Lacke (Bitumen)	Cyclohexanon Dekalin Methylcyclohexanol Tetralin
Farben, Lacke (Chlorkautschuk)	Aceton Butylacetat Butylglykol Cyclohexanon Dichlormethan Ethylglykol Ethylglykolacetat Methylglykolacetat Tetrahydrofuran
Farben, Lacke (Harnstoff-, Melamin-, Phenolharze)	Butylglykol Ethylglykol Methylacetat Methylglykol
Farben, Lacke (Nitrolacke)	Isophoron Methylacetat Methylglykolacetat Phenylmethanol
Farben, Lacke (Ölfarben und -lacke)	Butylglykol Dekalin Dekan Ethylglykol Heptan Hexan Isophoron Methylglykolacetat Oktan Terpentinöle Tetralin
Farben, Lacke (Polyester)	Ethylglykolacetat Methylacetat Methylisobutylketon Styrol
Farben, Lacke (PVAC)	Butylacetat Cyclohexanon Isophoron Methylglykol Tetrahydrofuran

Vorkommen	*Alltagsgifte*
Farben, Lacke (PVC)	Methylglykolacetat Methylisobutylketon Tetrahydrofuran
Farben, Lacke (Schellack, Nitrolacke)	Butanole Butylglykol Diethylether Ethanol Ethylglykol Ethylglykolacetat Isopropanol Methylglykol Propanol
Farben, Lacke (schnelltrocknende Lacke)	Aceton Cyclohexanon Ethylacetat Ethylglykolacetat Hexane Methylethylketon Methylisobutylketon
Farben, Lacke (Zwei-Komponenten-, 2K-Lacke, D-Lacke)	Isocyanate
Farben, Lacke und Lasuren der Hersteller von «Naturfarben»	Citrusterpene Ethanol Terpentinöl
Fette Nahrungsmittel	PCB Pestizide (besonders DDT, Lindan, PCP und verwandte)
Feuchte Wandstellen	Schimmelpilze
Flammgeschützte Kunststoffprodukte bei Erwärmung (z. B. CD-Player, Computergehäuse, Monitore, TV-Geräte ...)	Dioxine und Furane
Flammschutzanstriche (ältere)	PCB
Formaldehydfreie Spanplatten	Isocyanate
Friseurbestecke	Formaldehyd

Vorkommen	*Alltagsgifte*
Gepökelte Fleisch- und Wurstwaren	Nitrosamine
Geräucherte und gegrillte Lebensmittel	Nitrosamine PAK
Geschirrspülmittel	Citrusterpene
Getränke aus Aludosen	Aluminium
Härter in Epoxyharzen und Polyurethanen	Isocyanate
Hausfeuerung	Acrolein Aldehyde Dioxine und Furane
Haushaltsreiniger	Butanole Citrusterpene Ethanol Isopropanol Pentane Propanol Terpentinöle
Hausmülldeponien	Cadmium Dioxine und Furane Quecksilber
Heizanlagen und Thermen schlecht eingestellt	PAK
Hochspannungsleitungen	Elektromagnetische Felder
Holzschutzmittel und behandelte Hölzer	Pestizide (Lindan, PCP und verwandte Stoffe, besonders in Holzbauteilen bis Mitte der 80er Jahre)
Innereien	Cadmium (besonders in den Nieren älterer Schlachttiere) Kupfer Mangan
Insektenschutzmittel	Pestizide
Kellerböden aus Naturstein oder Lehm	Radon
Kernöle	PAK
Kerzenflamme	Acrolein

Vorkommen	*Alltagsgifte*
Kitte für dauerelastische Fugen	PCB (in älteren Bauten)
Klärschlamm	Cadmium Dioxine und Furane Quecksilber
Kleber	Butanole Dekane Dodekane Ethylacetat Heptane Hexane Isopropanol Methylethylketon Nonane Oktane Phenylmethanol Propanol Terpentinöle Toluol Undekane Vinylchlorid (PVC-Copolymerisate) Xylole
Kleber (Acrylate)	Butylacetat Butylglykol Ethylglykol Ethylglykolacetat Methylglykol Methylglykolacetat Tetrahydrofuran
Kleber (Bitumen)	Cyclohexanon Dekalin Methylcyclohexanol Tetralin
Kleber (Chlorkautschuk)	Aceton Butylacetat Butylglykol Cyclohexanon Dichlormethan Ethylglykol Ethylglykolacetat Methylglykolacetat Tetrahydrofuran

Vorkommen	*Alltagsgifte*
Kleber (Harnstoff-, Melamin-Phenolharze)	Butylglykol Ethylglykol Methylacetat Methylglykol
Kleber (Polyester)	Ethylglykolacetat Methylacetat Methylisobutylketon Styrol
Kleber (PVAC)	Butylacetat Cyclohexanon Isophoron Methylglykol Tetrahydrofuran
Kleber (PVC)	Methylglykolacetat Methylisobutylketon Tetrahydrofuran
Kleber (Zellulosenitrat)	Butanole Butylacetat Butylglykol Diethylether Ethanol Ethylglykol Ethylglykolacetat Isophoron Isopropanol Methylacetat Methylglykol Methylglykolacetat Phenylmethanol Propanol
Kleber (Zwei-Komponenten-Kleber, 2K-Kleber)	Isocyanate
Kokereigase	PAK
Kosmetika	Alkohol (Ethanol) Aluminium (Desodorantien) Butanol Isopropanol Phenylmethanol Propanol

Vorkommen	*Alltagsgifte*
Kühlschmiermittel (Schneidöle)	Nitrosamine PAK
Kunstleder	Vinylchlorid
Liege- oder Sitzflächen in Saunas, Sonnenliegen	Formaldehyd
Meeresfrüchte	Arsen Cadmium Chrom Kupfer PCB Pestizide (besonders DDT, Lindan, PCP und verwandte) Quecksilber
Metallentfettung	Perchlorethylen
Mikrowellengeräte	Elektromagnetische Felder
Möbel, Verkleidungen, Bodenbeläge, leichte Zwischenwände aus Holz oder Holzwerkstoffen, die mit einem UF-Harz-Kleber hergestellt wurden	Formaldehyd
Müllverbrennung	Acrolein Aldehyde Arsen Blei Cadmium Dioxine und Furane Metalle Quecksilber
Muttermilch	PCB Pestizide (besonders DDT, Lindan, PCP und verwandte)
Nagellack	Aceton Cyclohexanon
Nieren von älteren Schlachttieren	Cadmium
Nitratbelastetes Trinkwasser	Nitrosamine (entstehen im Körper aus Nitriten)

Vorkommen	*Alltagsgifte*
Öffentliche Bäder und Toiletten	Formaldehyd
Offene Feuer aller Art, besonders offene Kamine	Acrolein PAK
Organisch-chemische Produktionsprozesse	Dioxine und Furane
Pestizidproduktion	Dioxine und Furane
Pflanzen auf phosphatgedüngten Böden	Cadmium
Pigmente in alten Anstrichen, Keramiken und Kunststoffen (bis Anfang der 80er Jahre)	Cadmium
Quecksilberdampflampen (z. B. zur Lichterzeugung in Höhensonnen, Entkeimungslampen oder Ozonstrahlern)	Quecksilber
Räucherstäbchen	Acrolein Aldehyde Formaldehyd PAK
Räume schlecht gelüftet	Radon Schimmelpilze
Schallplatten	Vinylchlorid
Schmuck	Nickel Platin
Schuhcremes	Dekane Dodekane Methylcyclohexanol Terpentinöle Toluol Undekane Xylole
Sender aller Art (Radio, TV, Mobiltelefone, Radar)	Elektromagnetische Felder

Vorkommen	*Alltagsgifte*
Sommersmog	Aldehyde Acrolein Formaldehyd Ozon Peroxiacylnitrate (PAN) Peroxide aller Art
Speisearomen	Ethylacetat
Steinkohle- und Braunkohlepeche und -teere	Anilin PAK Phenole
Steinkohleverbrennung	Cadmium Quecksilber
Stromführende Leitungen im Haus	Elektromagnetische Felder
Tabakrauch	Acrolein Aldehyde Anilin Cadmium Formaldehyd Nickel Nitrosamine PAK Phenole Radon
Technische Fette und Öle	Dekalin Dekane Dodekane Methylcyclohexanol Pentane Tetralin Undekane
Textilien (billige)	Dioxine und Furane Formaldehyd
Thermometer (ältere)	Quecksilber
Trink- und Kochgefäße	Aluminium
TV- und Computer-Monitore	Dioxine und Furane (aus Flammschutzmitteln) Elektromagnetische Felder Lösemitteldämpfe

Vorkommen	*Alltagsgifte*
Überhitzung von Speisefetten	Acrolein
Ummantelungen elektrischer Kabel	Vinylchlorid
Universalverdünner, Pinselreiniger	Benzine Ethylbenzol Heptane Hexane Nonane Oktane Toluol Xylole
Wachse	Benzine Citrusterpene Dekane Dodekane Methylcyclohexanol Terpentinöle Toluol Undekane Xylole
Weihrauch	Aldehyde Formaldehyd PAK
Werksdeponien	Dioxine und Furane
Wohnung (Neubau oder frisch renoviert)	Formaldehyd Lösemittel aller Art Pestizide (bei holzschutzmittel-haltigen Anstrichen) Styrol (bei Dämmung innen mit Polystyrol-Dämmstoffen) Vinylchlorid (bei großflächiger Verwendung von PVC-Produkten)
Zahnersatz und Zahnfüllungen	Amalgam Beryllium Cadmium Chrom Eisen Formaldehyd Iridium Kobalt

Vorkommen	*Alltagsgifte*
Zahnersatz und Zahnfüllungen (Fortsetzung)	Kupfer Mangan Metalle Molybdän Nickel Osmium Palladium Platin Quecksilber Rubidium Silber Vanadium Zink
Zinngeschirr	Blei
Zwei-Komponenten-Harze	Isocyanate

3. Krank durch Alltagsgifte

In diesem Kapitel sind die Krankheitssymptome einer chronischen Vergiftung mit den aller Wahrscheinlichkeit nach verursachenden Schadstoffen tabellarisch zusammengestellt. Das erlaubt bei Gesundheitsbeschwerden eine rasche Orientierung, ob sie durch Alltagsgifte verursacht sein können. Dabei sollte stets bewußt sein, daß chronische Vergiftungen sich fast immer in mehreren Krankheitssymptomen äußern, die gleichzeitig oder auch nacheinander auftreten – ebenso wie meist mehrere Schadstoffe für eine chronische Vergiftung verantwortlich sind. Auskunft über die in Frage kommenden Alltagsgifte gibt das Kapitel «ABC der Alltagsgifte».

Krankheitszeichen bei Vergiftungen	
Krankheitszeichen	*Alltagsgifte*
Allgemeine Beschwerden	
Alkoholunverträglichkeit	Formaldehyd Lösemittel
Allergien	Aldehyde Amalgam Autoabgase Benzine Formaldehyd Isocyanate Lösemittel Metalleinlagerungen im Kopfbereich Nickel Palladium Pestizide Phenol Platin Schimmelpilze Tabakrauch Terpene Zahngifte
Appetitlosigkeit	Amalgam Anilin Arsen Blei Formaldehyd Lösemittel Phenol Vinylchorid
Bandscheibenschäden	Amalgam Lösemittel
Bauchschmerzen	Amalgam Lösemittel Metalle Vinylchlorid

Krankheitszeichen	*Alltagsgifte*
Bauchschmerzen (Bleiencephalopathie bei Kindern)	Blei
Blähungen	Amalgam Blei Lösemittel
Brechreiz	Formaldehyd
Brustwirbelsäulebeschwerden	Zahnherde (→ Zahngifte)
Calciummangel	Cadmium
Durchfall	Amalgam Arsen und andere Metalle Dioxine und Furane Formaldehyd Lösemittel Pestizide (vom Typ PCP und Lindan)
Eisenmangel	Amalgam Lösemittel
Elektrosensibilität	Aluminium Amalgam Lösemittel Metalleinlagerungen im Kopfbereich
Erbrechen	Arsen Dioxine und Furane Formaldehyd Metalle (Blei) Pestizide (vom Typ PCP und Lindan)
Erbrechen (Bleiencephalopathie bei Kindern)	Blei
Erkältungen gehäuft	Formaldehyd
Farbensehen	Arsen
Fettstoffwechselstörungen	Amalgam Dioxine und Furane Lösemittel Vinylchlorid

Krankheitszeichen	*Alltagsgifte*
Fieber	Arsen
Frösteln	Amalgam Lösemittel
Fußbeschwerden	Zahnherde (→ Zahngifte)
Gedächtnisstörungen	Aluminium Amalgam Benzine (Kraftstoffe) Formaldehyd Lösemittel Palladium
Gelenkschmerzen	Amalgam Blei Lösemittel Palladium
Geruchs- und Geschmackssinn gestört	Arsen Formaldehyd
Gewichtsverlust	Amalgam Arsen Blei Formaldehyd Lösemittel Pestizide (vom Typ PCP und Lindan) Vinylchlorid
Haarausfall	Amalgam Arsen Formaldehyd Lösemittel Pestizide (vom Typ PCP und Lindan)
Halswirbelsäulen-Syndrom («Schiefhals»)	Palladium Zahngifte
Harnsäurespiegel erhöht	Alkohol (Ethanol)
Hautreaktionen	Amalgam Formaldehyd

Krankheitszeichen	*Alltagsgifte*
Hautreaktionen (Fortsetzung)	Pestizide (vom Typ PCP und Lindan) Vinylchlorid
Hörstörungen	Amalgam Dioxine und Furane Lösemittel Vinylchlorid Zahnherde (→ Zahngifte)
Hüftbeschwerden	Cadmium Zahnherde (→ Zahngifte)
Kieferhöhlenkrankheiten	Zahnherde (→ Zahngifte)
Kniebeschwerden	Amalgam Zahnherde (→ Zahngifte)
Knochenveränderungen im Röntgenbild erkennbar	Amalgam (Kiefer) Blei Thallium
Koliken	Amalgam Blei Lösemittel
Kopfschmerzen	Amalgam Anilin Arsen Benzine Dioxine und Furane Elektromagnetische Felder (?) Formaldehyd Lösemittel Palladium Pestizide (vom Typ PCP und Lindan) Phenol Styrol
Krämpfe im Oberbauch	Amalgam (Magen, Galle) Formaldehyd Vinylchlorid

Krankheitszeichen	*Alltagsgifte*
Kreuzschmerzen	Amalgam Lösemittel Zahnherde (→ Zahngifte)
Kurzatmigkeit	Isocyanate
Kurzzeitgedächtnis gestört	Pestizide (vom Typ PCP und Lindan)
Lendenwirbelsäulebeschwerden	Zahnherde (→ Zahngifte)
Lidschwellungen	Acrolein
Lidzucken	Acrolein
Lymphknotenschäden	Formaldehyd Pestizide (vom Typ PCP und Lindan) Zahnherde (→ Zahngifte)
Magnetosphene (eine besondere Art des Augenflimmerns)	Elektromagnetische Felder
Meniskusschmerzen	Amalgam Lösemittel
Metallgeschmack	Amalgam und alle Zahnersatzmetalle Arsen Lösemittel
Metallunverträglichkeit	Metalleinlagerungen im Kieferbereich
Migräne	Amalgam Formaldehyd Lösemittel
Mittelohrentzündungen bei Kindern in Raucherfamilien	Tabakrauch
Monatsblutung bei Frauen bleibt aus	Amalgam Blei Lösemittel
Mundschleimhaut kupferfarben	Amalgam Lösemittel

Krankheitszeichen	*Alltagsgifte*
Mundtrockenheit	Amalgam Formaldehyd
Muskelschmerzen	Amalgam Blei Lösemittel Pestizide (vom Typ PCP und Lindan)
Nägel stark brüchig oder streifig («Mees'sche Bänder»)	Arsen
Nebenhöhlenentzündungen	Amalgam Lösemittel Pestizide (vom Typ PCP und Lindan) Zahnherde (→ Zahngifte)
Nervöse Störungen	Amalgam Lösemittel Vinylchlorid
Ohrensausen	Amalgam Formaldehyd Zahngifte
Osteoporose	Amalgam Cadmium Lösemittel Tabakrauch
Psychosomatische Störungen	Amalgam Formaldehyd
Rheuma	Amalgam Lösemittel Palladium Zahnherde (→ Zahngifte)
Rhinophym (Säufernase)	Alkohol (Ethanol)
Schiefhals (Halswirbelsäulen-Syndrom)	Amalgam Palladium

Krankheitszeichen	*Alltagsgifte*
Schilddrüsenfunktionsstörungen	Amalgam Dioxine und Furane
Schlafstörungen	Alkohol (Ethanol) Amalgam Blei Dioxine und Furane Elektromagnetische Felder (?) Formaldehyd Lösemittel Palladium Phenol
Schmerzempfindlichkeit	Amalgam Lösemittel Vinylchlorid
Schmerzerkrankungen mit starken neuralgieartigen Schmerzen	Amalgam Palladium
Schwellungen an Augenlidern und Knöcheln	Arsen
Schwindel	Acrolein Aldehyde Amalgam Anilin Blei Formaldehyd Lösemittel Palladium Pestizide (vom Typ PCP und Lindan) Vinylchlorid
Schwitzen im Übermaß	Arsen Pestizide (vom Typ PCP und Lindan)
Sehnen-Bänder-Schmerzen	Amalgam Lösemittel
Sehstörungen	Amalgam Dioxine und Furane

Krankheitszeichen	*Alltagsgifte*
Sehstörungen (Fortsetzung)	Lösemittel Pestizide (vom Typ PCP und Lindan) Zahnherde (→ Zahngifte)
Sehstörungen bis zur Blindheit (Amblyopathia saturnina)	Blei
Sensibilitätsstörungen (Kribbeln und Taubheit in den Gliedern, Gefühl von Kälte und Brennen)	Amalgam Arsen Pestizide (vom Typ PCP und Lindan)
Speichelfluß	Amalgam Lösemittel
Sterilität bei Männern und Frauen	Alkohol (Ethanol) Amalgam Blei Dioxine und Furane Lösemittel
Stirnhöhlenentzündung	Amalgam Zahnherde (→ Zahngifte)
Übelkeit	Amalgam Blei Lösemittel Pestizide (vom Typ PCP und Lindan)
Unfruchtbarkeit	Amalgam, verschiedene Metalle Dioxine und Furane Lösemittel
Unverträglichkeit fettreicher Nahrung	Dioxine und Furane Lösemittel Vinylchlorid
Unwohlsein	Elektromagnetische Felder (?) Pestizide (vom Typ PCP und Lindan) Vinylchlorid

Krankheitszeichen	*Alltagsgifte*
Urin, zuviel (Polyurie) oder zuwenig (Oligurie) Harnausscheidung	Amalgam Lösemittel
Verstopfung	Arsen Blei Lösemittel
Wirbelsäulebeschwerden	Zahnherde (→ Zahngifte)
Zahnausfall	Amalgam Lösemittel
Zahnfleisch blauviolett	Amalgam Lösemittel Palladium
Zittern	Amalgam Blei Lösemittel Palladium Pestizide (vom Typ PCP und Lindan)
Atemwege	
Asthma	Formaldehyd Isocyanate Pestizide (vom Typ PCP und Lindan) Tabakrauch
Atemnot	Amalgam Isocyanate Lösemittel
Atemvolumen vermindert	Isocyanate
Atemwegserkrankungen	Tabakrauch Zahngifte
Bronchialkrebs	Arsen PAK Tabakrauch

Krankheitszeichen	*Alltagsgifte*
Bronchitis	Acrolein Aldehyde Amalgam Arsen Formaldehyd Isocyanate Lösemittel Pestizide (vom Typ PCP und Lindan)
Gewebsnekrosen in den Bronchien	Isocyanate
Heiserkeit	Arsen Zahngifte
Hustenreiz	Amalgam Arsen Isocyanate Lösemittel
Hyperkeratose (starke Hornhautbildungen)	Arsen
Katarrhe	Arsen
Kehlkopfkrebs	Tabakrauch
Krebs der Atmungsorgane	Asbest
Schnupfen, hartnäckiger	Amalgam Formaldehyd Lösemittel
Bauchspeicheldrüse	
Bauchspeicheldrüsentumoren	Amalgam Benzine (Kraftstoffe) Zahnherde (→ Zahngifte)
Schäden der Bauchspeicheldrüse	Alkohol (Ethanol) Cadmium Chrom Lösemittel

Krankheitszeichen	*Alltagsgifte*
Blase	
Blasenleiden	Amalgam Formaldehyd Zahnherde (→ Zahngifte)
Blasentumoren	Arsen Benzine (Kraftstoffe) Nitrosamine PAK Zahnherde (→ Zahngifte)
Blut	
Anämie	Alkohol (Ethanol) Amalgam Anilin Arsen Blei Lösemittel Pestizide (vom Typ PCP und Lindan)
Auflösung der roten Blutkörperchen	Alkohol (Ethanol)
Blutgerinnungsstörungen	Amalgam Pestizide (vom Typ PCP und Lindan)
Blutplättchenmangel	Alkohol (Ethanol) PCP
Blutzucker erhöht	Alkohol (Ethanol) Chrom
Cholesterinspiegel erhöht	Alkohol (Ethanol) Amalgam Dioxine und Furane Lösemittel
Knochenmarksschäden	Benzol Blei Lösemittel Pestizide (vom Typ PCP und Lindan)

Krankheitszeichen	*Alltagsgifte*
Leukämie	Benzol Nitrosamine PCB Pestizide (vom Typ PCP und Lindan)
Methämoglobinbildung	Anilin Kohlenmonoxid
Verminderung der weißen Blutkörperchen	Alkohol (Ethanol) Amalgam
Blutgefäße	
Absterben der Gliedmaßen durch Verschluß der Blutgefäße («Raucherbein»)	Tabakrauch
Arteriosklerose	Amalgam Dioxine und Furane Lösemittel Tabakrauch Zahnherde (→ Zahngifte)
Blutgefäßschäden	Arsen Benzol Pestizide (vom Typ PCP und Lindan) Tabakrauch
Blutgefäßtumoren (Hämangiosarkome)	Anilin (?)
Durchblutungsstörungen	Amalgam Arsen Tabakrauch Vinylchlorid
Embolien	Alkohol (Ethanol) Lösemittel Pestizide (vom Typ PCP und Lindan)
Gangrän der Beine und Arme	Arsen Tabakrauch

Krankheitszeichen	*Alltagsgifte*
Herzinfarkt (Coronarsklerose)	Tabakrauch Zahngifte
Schlaganfall durch Arteriosklerose im Gehirn	Tabakrauch
Venenschäden	Zahnherde (→ Zahngifte)
Galle	
Gallenblasenleiden	Zahnherde (→ Zahngifte)
Gallenleiden	Zahnherde (→ Zahngifte)
Gallentumoren	Zahnherde (→ Zahngifte)
Haut und Schleimhäute	
Akne	Amalgam Formaldehyd
Arsenmelanose	Arsen
Ausschläge, vor allem im Gesicht	Dioxine und Furane Formaldehyd
Bindehautentzündung	Acrolein Aldehyde Arsen Formaldehyd Pestizide (vom Typ PCP und Lindan)
Bläschen im Mund (Stomatitis)	Amalgam Lösemittel
Bleikolorit (eine graugelbe Verfärbung besonders der Gesichtshaut)	Blei
Chlorakne	Pestizide (vom Typ PCP und Lindan)
Ekzeme	Amalgam Arsen Dieselkraftstoffe

Krankheitszeichen	*Alltagsgifte*
Ekzeme (Fortsetzung)	Formaldehyd Lösemittel Palladium Pestizide (vom Typ PCP und Lindan)
Entzündete Lippen	Alkohol (Ethanol)
Entzündungen der Kehlkopf-, Mund-, Nasen- und Rachenschleimhaut	Acrolein Aldehyde Arsen
Entzündungen der Nasenscheidewand bis zur Zerstörung	Arsen
Entzündungen der Vagina und des Rektums	Arsen und andere Metalle
Furunkel	Formaldehyd Pestizide (vom Typ PCP und Lindan)
Geldscheinhaut	Alkohol (Ethanol)
Geschwüre	Arsen
Haut- und Schleimhautschäden	Amalgam Arsen Benzine Dieselkraftstoffe Lösemittel Sommersmog
Hautkrebs	Amalgam Arsen
Hautreaktionen	Formaldehyd Pestizide (vom Typ PCP und Lindan)
Hüttenkrätze (gangränartige Geschwüre)	Arsen
Kieferentzündungen und -vereiterungen	Amalgam Palladium

Krankheitszeichen	*Alltagsgifte*
Malerekzem	Terpene
Neurodermitis	Amalgam Lösemittel
Pilzerkrankungen (Herpes, Candida) an Lippen und Genitalien	Amalgam Lösemittel
Pilzerkrankungen allgemein	Pestizide (vom Typ PCP und Lindan)
Rachenentzündung	Amalgam Palladium Zahnherde (→ Zahngifte)
Schuppenflechte	Amalgam Lösemittel
Verhärtungen und Verhornungen (Hyperkeratose)	Arsen Vinylchlorid
Warzen	Amalgam Arsen
Warzen im Nasenbereich	Formaldehyd
Wundheilung verschlechtert	Amalgam Pestizide (vom Typ PCP und Lindan)
Zahnfleischentzündungen	Amalgam Lösemittel
Herz und Kreislauf	
Bluthochdruck	Amalgam Blei Lösemittel
Herz- und Kreislaufschäden allgemein	Amalgam Benzine Dieselkraftstoffe Dioxine und Furane Lösemittel
Herzbeschwerden	Alkohol (Ethanol)

Krankheitszeichen	*Alltagsgifte*
Herzbeschwerden (Fortsetzung)	Amalgam Anilin Blei Dioxine und Furane Lösemittel Phenol Zahnherde (→ Zahngifte)
Herzinfarkt (Coronarsklerose)	Tabakrauch Zahngifte
Herzrhythmusstörungen	Amalgam Lösemittel Ozon Pestizide (vom Typ PCP und Lindan) Zahngifte
Kollapsneigung	Blei Lösemittel
Kreislaufstörungen	Alkohol (Ethanol) Lösemittel
Hirn und Nerven	
Alzheimer-Syndrom	Aluminium (?) Amalgam (?) Lösemittel (?)
Aussprache verwaschen	Amalgam Lösemittel Phenol
Bewegungskoordination gestört	Amalgam Lösemittel Phenol
Bleiencephalopathie (Encephalopathia saturnina)	Blei
Empfindungs- und Wahrnehmungsstörungen	Amalgam Lösemittel Phenol Vinylchlorid

Krankheitszeichen	*Alltagsgifte*
Entwicklungsstörungen	Amalgam Dioxine und Furane
Epileptische Anfälle («Grand-mal-Anfälle») bei Kindern	Amalgam Blei
Erblindung	Amalgam Lösemittel Phenol
Erregungszustände	Amalgam Blei
Ertaubung	Amalgam Lösemittel Phenol
Farbensehen	Arsen
Frühkindlicher Hirnschaden (Minimal Brain Disorder)	Alkohol (Ethanol) Amalgam Lösemittel Metalle Phenol Tabakrauch
Gedächtnisstörungen	Aluminium Amalgam Benzine (Kraftstoffe) Formaldehyd Lösemittel Palladium Phenol
Geruchs- und Geschmackssinn gestört	Amalgam Arsen
Gesichtslähmumg	Amalgam Formaldehyd Lösemittel Phenol
Gesichtszuckungen	Amalgam Formaldehyd Lösemittel Phenol

Krankheitszeichen	*Alltagsgifte*
Gleichgewichtssinn gestört	Amalgam Lösemittel Pestizide (vom Typ PCP und Lindan) Phenol
Hirnhautentzündung	Amalgam Arsen Lösemittel Phenol
Hirnschäden allgemein	Amalgam Blei Lösemittel Palladium Phenol Vinylchlorid Zahnherde (→ Zahngifte)
Hirnschrumpfung	Quecksilber
Hirnstoffwechselstörungen	Amalgam Dioxine und Furane Lösemittel Phenol
Hirntumoren	Amalgam Vinylchlorid Zahnherde (→ Zahngifte)
Hirntumoren bei Kindern	Amalgam (von der Mutter) Blei
Hirnzerstörung	Alkohol (Ethanol) Amalgam Lösemittel Phenol
Hörstörungen	Amalgam Dioxine und Furane Lösemittel Phenol Vinylchlorid Zahnherde (→ Zahngifte)

Krankheitszeichen	*Alltagsgifte*
Intelligenzminderung	Amalgam Blei
Knochenmarksschäden	Amalgam Benzol Blei Lösemittel
Konzentrationsschwäche	Amalgam Formaldehyd Lösemittel Pestizide (vom Typ PCP und Lindan) Phenol Vinylchlorid
Krämpfe	Amalgam Arsen Blei Lösemittel Pestizide (vom Typ PCP und Lindan) Phenol
Kurzzeitgedächtnis gestört	Pestizide (vom Typ PCP und Lindan)
Lähmungen	Amalgam Benzine Blei Lösemittel Phenol
Mentale Störungen bei Kindern	Amalgam Blei
Merkschwäche	Amalgam Blei Formaldehyd Lösemittel Pestizide Phenol

Krankheitszeichen	*Alltagsgifte*
Migräne	Amalgam Formaldehyd Lösemittel Phenol
Multiple Sklerose	Amalgam Lösemittel Phenol Zahnherde (→ Zahngifte)
Muskelschmerzen	Amalgam Blei Lösemittel Pestizide (vom Typ PCP und Lindan) Phenol
Muskelschwäche	Alkohol (Ethanol) Amalgam Lösemittel Phenol
Muskelschwund	Amalgam Arsen Benzine
Muskelstreckschwäche	Benzine Blei Lösemittel Palladium Phenol
Nervenentzündungen (Polyneuritis)	Arsen Blei Formaldehyd Lösemittel Phenol
Nervenschäden allgemein	Amalgam Vinylchlorid Zahnherde (→ Zahngifte)
Nervöse Störungen	Amalgam Lösemittel

Krankheitszeichen	*Alltagsgifte*
Nervöse Störungen (Fortsetzung)	Phenol Vinylchlorid
Nervosität	Amalgam Blei Formaldehyd Lösemittel Pestizide Phenol
Neurodermitis	Amalgam Lösemittel Phenol
Ohrensausen	Amalgam Formaldehyd
Parkinsonismus	Blei Lösemittel Pestizide (vom Typ PCP und Lindan) Phenol
Polyneuropathien	Amalgam Blei und andere Metalle Lösemittel Palladium Pestizide Phenol Styrol Vinylchlorid
Psychoorganisches Syndrom (POS)	Amalgam Lösemittel Phenol
Psychosomatische Störungen	Amalgam Formaldehyd
Reaktion verlangsamt	Amalgam Elektromagnetische Felder (?) Lösemittel Phenol

Krankheitszeichen	*Alltagsgifte*
Schäden des Zentralen Nervensystems allgemein	Amalgam Anilin Styrol Zahnherde (→ Zahngifte)
Schäden des Zentralen und Peripheren Nervensystems allgemein	Acetaldehyd (→ Aldehyde) Alkohole Amalgam Benzine Blei Dieselkraftstoffe Lösemittel Palladium PCB Phenol Vinylchlorid
Schläfenhirnsyndrom	Dioxine und Furane Lösemittel Phenol Zahnherde (→ Zahngifte)
Schlafbedürfnis bei Kindern stark ausgeprägt (Bleiencephalopathie)	Blei
Schlaganfall durch Arteriosklerose im Gehirn	Tabakrauch
Schmerzerkrankungen mit starken neuralgieartigen Schmerzen	Formaldehyd Palladium
Sehstörungen	Amalgam Dioxine und Furane Lösemittel Pestizide (vom Typ PCP und Lindan) Phenol Zahnherde (→ Zahngifte)
Sehstörungen bis zur Blindheit (Amblyopathia saturnina)	Blei
Sensibilitätsstörungen (Kribbeln und Taubheit in den Gliedern, Gefühl von Kälte und Brennen)	Amalgam Arsen Blei

Krankheitszeichen	*Alltagsgifte*
Sensibilitätsstörungen (Fortsetzung)	Dioxine und Furane Lösemittel Pestizide (vom Typ PCP und Lindan) Phenol Vinylchlorid
Sexualstörungen (verminderte Libido)	Alkohol (Ethanol) Amalgam Cadmium Dioxine und Furane Lösemittel Pestizide (vom Typ PCP und Lindan) Tabakrauch
Stammhirnsyndrom	Amalgam Dioxine und Furane Lösemittel Phenol Zahnherde (→ Zahngifte)
Tastsinn gestört	Amalgam Benzine Lösemittel Phenol
Tetanie	Amalgam Formaldehyd
Trigeminusneuralgie	Amalgam Lösemittel Phenol Zahngifte
Unruhe, innere	Amalgam Formaldehyd Lösemittel Phenol
Verblödung	Amalgam Blei
Wahrnehmungsstörungen	Amalgam Arsen

Krankheitszeichen	*Alltagsgifte*
Zittern	Amalgam Blei Lösemittel Palladium Pestizide (vom Typ PCP und Lindan) Phenol
Immunsystem	
Abwehrschwäche	Aldehyde Amalgam Benzol Dioxine und Furane Formaldehyd Lösemittel Ozon Pestizide Sommersmog Zahnherde (→ Zahngifte)
Infektanfälligkeit	Amalgam Dioxine und Furane Lösemittel Ozon Pestizide (vom Typ PCP und Lindan) Sommersmog
Schnupfen, hartnäckiger	Amalgam Lösemittel
Krebs und Gewebsveränderungen	
Bauchspeicheldrüsentumoren	Benzine (Kraftstoffe) Zahnherde (→ Zahngifte)
Blasentumoren	Amalgam Arsen Benzine (Kraftstoffe) Nitrosamine

Krankheitszeichen	*Alltagsgifte*
Blasentumoren (Fortsetzung)	PAK Zahnherde (→ Zahngifte)
Blutgefäßtumoren	Anilin (?)
Bronchialkrebs	Arsen PAK Tabakrauch
Darmkrebs	Amalgam Arsen Zahnherde (→ Zahngifte)
Gallentumoren	Zahnherde (→ Zahngifte)
Gewebsveränderungen	Alkohol (Ethanol) Amalgam Asbest Autoabgase Lösemittel Methanol Mineralfasern (?) Pestizide
Hautkrebs	Amalgam Arsen
Hirntumoren	Amalgam Palladium Vinylchlorid Zahnherde (→ Zahngifte)
Hirntumoren bei Kindern	Amalgam Blei
Hodenkrebs	Cadmium Lösemittel
Hypophysentumor	Amalgam Lösemittel Zahnherde (→ Zahngifte)
Kehlkopfkrebs	Tabakrauch
Krebs	Acetaldehyd (→ Aldehyde) Autoabgase

Krankheitszeichen	*Alltagsgifte*
Krebs (Fortsetzung)	Elektromagnetische Felder (?) Lösemittel Nickel (→ Metalle, → Zahngifte) PAK Palladium (?) Styrol Zinn (→ Metalle)
Krebs der Atmungsorgane	Asbest Autoabgase Formaldehyd (?) Tabakrauch
Krebs der Weichteile	Dioxine und Furane
Leberkrebs	Arsen Nitrosamine Schimmelpilze Vinylchlorid Zahnherde (→ Zahngifte)
Leukämie	Amalgam Benzol Nitrosamine
Lungenkrebs	Arsen PAK Radon Tabakrauch Vinylchlorid Zahnherde (→ Zahngifte)
Lymphome	Amalgam Benzine (Kraftstoffe) Dioxine und Furane Zahnherde (→ Zahngifte)
Magen- und Darmkrebs	Amalgam PAK
Magenkrebs	Amalgam Nitrosamine Zahnherde (→ Zahngifte)

Krankheitszeichen	*Alltagsgifte*
Mesotheliom (Krebs des Rippen- oder Bauchfells)	Asbest
Milztumoren	Anilin (?) Zahnherde (→ Zahngifte)
Nebennierentumoren	Zahnherde (→ Zahngifte)
Nierentumoren	Amalgam Arsen Blei Lösemittel Zahnherde (→ Zahngifte)
Speiseröhrentumoren	Alkohol (Ethanol) Nitrosamine
Zungentumoren	Alkohol (Ethanol) Amalgam Nitrosamine Palladium
Leber	
Fettleber	Alkohol (Ethanol) Amalgam Dioxine und Furane Lösemittel
Ikterus (eine nichtinfektiöse «Gelbsucht»)	Amalgam Blei
Leberkrebs	Arsen Nitrosamine Schimmelpilze Vinylchlorid Zahnherde (→ Zahngifte)
Leberschäden allgemein	Acetaldehyd (→ Aldehyde) Alkohol (Ethanol) Amalgam Arsen Blei Cadmium

Krankheitszeichen	*Alltagsgifte*
Leberschäden allgemein (Fortsetzung)	Dioxine und Furane Lösemittel PCB Pestizide (vom Typ PCP und Lindan) Phenol Vinylchlorid Zahnherde (→ Zahngifte)
Leberzirrhose	Alkohol (Ethanol) Arsen Lösemittel
Toxische Hepatitis	Alkohol (Ethanol) Amalgam Lösemittel
Lunge	
Aspergillome (bösartige Geschwülste in der Lunge)	Schimmelpilze
Aspergillose (allgemeiner schwerer Pilzbefall der Lunge)	Schimmelpilze
Farmerlunge (eine besondere Art der Aspergillose)	Schimmelpilze
Lungenkrebs	Arsen PAK Radon Tabakrauch Vinylchlorid Zahnherde (→ Zahngifte)
Lungenschäden allgemein	Alkohol (Ethanol) Benzine (Kraftstoffe) Dieselkraftstoffe Lösemittel Zahnherde (→ Zahngifte)
Tbc	Alkohol (Ethanol) Amalgam Lösemittel

Krankheitszeichen	*Alltagsgifte*
Magen und Darm	
Chronische Gastritis	Alkohol (Ethanol) Amalgam und andere Metalle Arsen Lösemittel Palladium
Darmkrebs	Amalgam Arsen Zahnherde (→ Zahngifte)
Dickdarmgeschwüre	Amalgam und andere Metalle Lösemittel
Magen- und Darmgeschwüre	Alkohol (Ethanol) Lösemittel
Magen- und Darmkrebs	Amalgam PAK
Magen-Darm-Beschwerden	Amalgam und andere Metalle Anilin Palladium Vinylchlorid Zahnherde (→ Zahngifte)
Magenkrebs	Zahnherde (→ Zahngifte)
Vormagentumor	Nitrosamine
Zwölffingerdarmgeschwüre	Amalgam Blei Lösemittel
Milz	
Milzschäden allgemein	Pestizide (vom Typ PCP und Lindan) Zahnherde (→ Zahngifte)
Milztumoren	Anilin (?) Zahnherde (→ Zahngifte)

Krankheitszeichen	*Alltagsgifte*
Nieren	
Nierenbeckenentzündung	Amalgam Dioxine und Furane
Nierenschäden	Amalgam Blei und fast alle Metalle Cadmium Formaldehyd Lösemittel Phenol Zahnherde (→ Zahngifte)
Nierentumoren	Amalgam Arsen Blei Lösemittel Zahnherde (→ Zahngifte)
Psyche und Verhalten	
Aggressivität	Alkohol (Ethanol) Amalgam Blei und andere Metalle Lösemittel Pestizide (vom Typ PCP und Lindan)
Angst vor Neuem	Amalgam Lösemittel
Angst, zu ersticken	Amalgam Lösemittel
Angstgefühle allgemein	Amalgam Blei und andere Metalle Formaldehyd Lösemittel
Antriebsverlust	Amalgam Formaldehyd Lösemittel Vinylchlorid

Krankheitszeichen	*Alltagsgifte*
Aufbrausen	Amalgam Lösemittel
Befindlichkeitsstörungen	Amalgam Blei und andere Metalle Formaldehyd Lösemittel Vinylchlorid
Blick für Wesentliches fehlt	Amalgam Lösemittel Phenol Zahngifte
Depressionen	Amalgam Blei und andere Metalle Formaldehyd Lösemittel Palladium Phenol
Energielosigkeit	Amalgam Lösemittel Pestizide (vom Typ PCP und Lindan) Phenol Vinylchlorid Zahnherde (→ Zahngifte)
Erregungszustände	Amalgam Blei
Gefühl, hinter einer Mattscheibe zu stehen	Amalgam Lösemittel
Gefühl, neben sich zu stehen	Amalgam Lösemittel
Gemütsschwankungen	Amalgam Pestizide (vom Typ PCP und Lindan)
Impotenz	Alkohol (Ethanol) Amalgam Blei Lösemittel Vinylchlorid

Krankheitszeichen	*Alltagsgifte*
Konzentrationsschwäche	Blei und andere Metalle Formaldehyd Lösemittel Pestizide (vom Typ PCP und Lindan) Phenol Zahngifte
Lernschwäche	Amalgam Blei und andere Metalle Lösemittel
Menschenscheu	Amalgam Lösemittel
Mentale Störungen bei Kindern (Bleiencephalopathie)	Blei
Müdigkeit	Aldehyde Amalgam Anilin Blei und andere Metalle Elektromagnetische Felder (?) Formaldehyd Lösemittel Pestizide (vom Typ PCP und Lindan) Phenol Styrol Vinylchlorid
Nervosität	Amalgam Blei und andere Metalle Formaldehyd Lösemittel
Persönlichkeitsveränderung	Alkohol (Ethanol) Amalgam Lösemittel Phenol
Polyneuropathien	Amalgam Blei und andere Metalle

Krankheitszeichen	*Alltagsgifte*
Polyneuropathien (Fortsetzung)	Lösemittel Palladium Pestizide Phenol Styrol Vinylchlorid
Psychoorganisches Syndrom (POS)	Amalgam Lösemittel Phenol
Psychosomatische Störungen	Amalgam Formaldehyd Metalle
Reizbarkeit	Amalgam Blei Formaldehyd Lösemittel Pestizide (vom Typ PCP und Lindan) Vinylchlorid
Schläfenhirnsyndrom	Amalgam Dioxine und Furane Lösemittel Phenol Zahnherde (→ Zahngifte)
Schlafbedürfnis bei Kindern stark ausgeprägt (Bleiencephalopathie)	Blei
Schreckhaftigkeit	Amalgam Formaldehyd Lösemittel
Schüchternheit	Amalgam Lösemittel
Schulterbeschwerden	Amalgam Zahnherde (→ Zahngifte)
Schwächegefühl	Amalgam Blei und andere Metalle

Krankheitszeichen	*Alltagsgifte*
Schwächegefühl (Fortsetzung)	Lösemittel Pestizide (vom Typ PCP und Lindan)
Sehstörungen	Amalgam Blei Formaldehyd Zahnherde (→ Zahngifte)
Selbstmordgefahr	Alkohol (Ethanol) Dioxine und Furane Lösemittel
Sexualstörungen (verminderte Libido)	Alkohol (Ethanol) Amalgam Cadmium Dioxine und Furane Lösemittel Pestizide (vom Typ PCP und Lindan) Tabakrauch
Spielunlust bei Kindern	Amalgam Blei
Stimmungslabilität	Amalgam Lösemittel Metalle
Stirnhirnsyndrom	Amalgam Dioxine und Furane Lösemittel Phenol Zahnherde (→ Zahngifte)
Stottern	Amalgam Lösemittel
Unentschlossenheit	Amalgam Lösemittel
Unruhe	Amalgam Lösemittel Metalle

Krankheitszeichen	*Alltagsgifte*
Unruhe (Fortsetzung)	Pestizide (vom Typ PCP und Lindan) Phenol
Wahnvorstellungen	Amalgam Lösemittel Phenol
Weinen bei Kindern, oft ohne ersichtlichen Grund	Amalgam Blei
Schwangerschaft	
Abort	Amalgam Blei und andere Metalle Lösemittel
Erbgutveränderungen	Arsen Benzol Cadmium Dioxine und Furane (?) Formaldehyd Lösemittel Pestizide (vom Typ PCP und Lindan) Styrol (?)
Mißbildungen	Alkohol (Ethanol) Amalgam Arsen Blei Cadmium Dioxine und Furane (?) Elektromagnetische Felder (?) Lösemittel PCB Pestizide (vom Typ PCP und Lindan) Quecksilber Styrol (?)

Anhang

Erläuterung der Abkürzungen, Siglen und Einheiten

A	Ampère, SI-Basiseinheit (s. SI) der Stromstärke, in diesem Buch z. B. in A/m^2, dem Maß für die Stromdichte
Al	Chemisches Symbol für Aluminium
As	Chemisches Symbol für Arsen
BAT	Biologischer Arbeitsstoff-Toleranzwert (gefährlicher Arbeitsstoffe – s. Abschnitt «Grenzwerte» in Kapitel 1)
Be	Chemisches Symbol für Beryllium
Bq	Becquerel, abgeleitete SI-Einheit der Aktivität einer radioaktiven Substanz: 1 Bq = 1 Zerfall pro Sekunde
C	Chemisches Symbol für Kohlenstoff (Carbo)
Cd	Chemisches Symbol für Cadmium
CF	DIN-Kurzzeichen für Kresolformaldehydharze
Co	Chemisches Symbol für Kobalt
Cr	Chemisches Symbol für Chrom
Cu	Chemisches Symbol für Kupfer
DMPS	Dimercaptopropansulfonat – mobilisiert Speichermetalle
DMSA	Dimercaptobernsteinsäure (Dimercapto Succinic Acid) – mobilisiert Speichermetalle
EDTA	Mobilisiert Speichermetalle
EEG	Elektroenzephalogramm
EPA	Environmental Protection Agency – das (Bundes-)Amt für Umweltschutz in den USA; die Aufgaben dieser Behörde sind erheblich weiter gefaßt als die des hiesigen Umweltbundesamtes (s. u. NIOSH)
Ga	Chemisches Symbol für Gallium
GefStoffV	Gefahrstoffverordung zum Chemikaliengesetz
H	Chemisches Symbol für Wasserstoff (Hydrogenium)
HCH	(oder: gamma-HCH): Lindan (Hexachlorcyclohexan)
Hg	Chemisches Symbol für Quecksilber (Hydrargyrum)
Hz	Hertz, abgeleitete SI-Einheit für die Frequenz: 1 Hz = 1 Schwingung pro Sekunde
IARC	International Agency for Research on Cancer (Internationale Agentur für Krebsforschung) – die IARC, mit Sitz in Lyon, ist eine Sonderorganisation der World Health Organization (WHO – Weltgesundheitsorganisation), mit Sitz in Genf, die wiederum eine Sonderorganisation der UNO ist.

In	Chemisches Symbol für Indium
Ir	Chemisches Symbol für Iridium
kcal	Kilokalorie; Kalorie (Einheitszeichen: cal) veraltet für die Einheit der Wärmemenge, wird auf Nahrungsmittelverpackungen gelegentlich noch zusammen mit der Umrechnung in Kilojoule (kJ) benutzt: 1 kcal = 4,1868 kJ
kJ	Kilojoule; Joule (Einheitszeichen: J) ist die abgeleitete SI-Einheit der Arbeit, Energie und Wärmemenge: 1J = 1 Nm (s. N: Newton)
KMR	Kernmagnetische Resonanz (s. NMR)
kV/m	Kilovolt pro Meter (s. u. V)
l	Liter: 1 l = 0,001 m^3
m^3	Kubikmeter: 1 m^3 = 1000 l
mA/m^2	Milliampère pro Quadratmeter (s. A)
MAK	Maximale Arbeitsplatz-Konzentration (eines gefährlichen Arbeitsstoffes). Die Abkürzungen «MAK III... » in diesem Buch weisen auf die verschiedenen Grade der Krebsgefährdung nach Einschätzung der MAK-Werte-Kommission hin (s. Abschnitt «Grenzwerte» in Kapitel 1)
MBD	Minimal Brain Disorder – Minimale Hirn-Funktionsstörung, auch: Frühkindlicher Hirnschaden
MEK	Methylethylketon (Butanon)
MF	DIN-Kurzzeichen für Melaminharze
MiBK	Methylisobutylketon (Pentanon)
Mg	Chemisches Symbol für Magnesium
mg	Milligramm – ein tausendstel Gramm: 1mg = 0,001 g
MKR	Magnetische Kern-Resonanz (s. NMR)
ml	Milliliter – ein tausendstel Liter oder ein Kubikzentimeter: 1ml = 0,001l = $1 cm^3$
Mn	Chemisches Symbol für Mangan
Mo	Chemisches Symbol für Molybdän
MS	Multiple Sklerose
µ	(als Vorsatz): das griechische my für Mikro- = millionstel Teil; z.B. µg = Mikrogramm: 1 µg = 0,001 mg = 0,000001 g
µ	(als Dimensionsangabe): das griechische my für Mikrometer: 1 µ = 0,001 mm = 0,000001 m
N	Chemisches Symbol für Stickstoff (Nitrogenium)
N	Newton, abgeleitete SI-Einheit der Kraft; 1 Newton entspricht der Kraft, die eine Masse von 1 Kilogramm um 1 Meter pro Quadratsekunde beschleunigt: $1 N = 1 kg \cdot m \cdot s^{-2}$
Ni	Chemisches Symbol für Nickel
NIOSH	National Institute for Occupational Safety and Health (Nationalinstitut für Arbeitssicherheit und Gesundheit am Arbeitsplatz), eine Unterbehörde der amerikanischen EPA; das NIOSH ist noch am ehesten mit den Gremien zu vergleichen, die in der Bundesrepublik die MAK-, BAT- und TRK-Werte bestimmen. Im

	Unterschied zu diesen Gremien handelt es sich beim NIOSH jedoch um eine unabhängige Behörde mit einem sehr viel weiteren Arbeitsfeld.
NMR	Nuclear Magnetic Resonance (Kernmagnetische Resonanz); die NMR-Spektrographie (bzw. KMR- oder MKR-Spektrographie) ist eine Methode zur Erstellung eines berechneten Kernspintomogramms.
O	Chemisches Symbol für Sauerstoff (Oxygenium)
Os	Chemisches Symbol für Osmium
PAK	Polyzyklische Aromatische Kohlenwasserstoffe
PAN	Peroxyacylnitrate
Pb	Chemisches Symbol für Blei (Plumbum)
PBDD	Polybromierte Dibenzodioxine
PBDF	Polybromierte Dibenzofurane
PCB	Polychlorierte Biphenyle
PCDD	Polychlorierte Dibenzodioxine
PCDF	Polychlorierte Dibenzofurane
PCP	Pentachlorphenol
Pd	Chemisches Symbol für Palladium
PF	DIN-Kurzzeichen für Phenolformaldehydharze
pg	Pikogramm – billionstel Gramm: 1 pg = 10^{-12}g
PNS	Peripheres Nervensystem (s. Abschnitt «Zentrales und Peripheres Nervensystem» in Kapitel 1)
POM	DIN-Kurzzeichen für Polyoxymethylen
POS	Psychoorganisches Syndrom
ppb	Parts per billion – Teile pro milliarden Teile –, 1ppb entspricht 1 tausendstel ppm, z. B. 1 Kubikmillimeter bzw. 1 Mikroliter eines Gases in einem Kubikmeter Luft
ppm	Parts per million – Teile pro millionen Teile –, 1 ppm entspricht 1 tausendstel (Volumen-)Promille bzw. 1 zehntausendstel (Volumen-)Prozent, z. B. 1 Milliliter eines Gases in 1 Kubikmeter Luft
Pt	Chemisches Symbol für Platin
PVAC	Polyvinylacetat
PVC	Polyvinylchlorid
Rb	Chemisches Symbol für Rubidium
RF	DIN-Kurzzeichen für Resorcinformaldehydharz
SI	Système International d'Unités (Internationales Einheitensystem); von sieben Basiseinheiten – Länge (Meter, m), Masse (Kilogramm, kg), Zeit (Sekunde, s), Elektrische Stromstärke (Ampère, A), Thermodynamische Temperatur (Kelvin, K), Stoffmenge (Mol, mol), Lichtstärke (Candela, cd) – und zwei ergänzenden Einheiten – Ebener Winkel (Radiant, rad) und Räumlicher Winkel (Steradiant, sr) – werden alle anderen international gültigen Einheiten abgeleitet.
Sn	Chemisches Symbol für Zinn (Stannum)

Ta	Chemisches Symbol für Tantal
Tesla	Abgeleitete SI-Einheit der magnetischen Flußdichte bzw. Induktion
Ti	Chemisches Symbol für Titan
TRK	Technische Richt-Konzentrationen (gefährlicher Arbeitsstoffe – s. Abschnitt «Grenzwerte» in Kapitel 1)
UBA	Umweltbundesamt
UF	DIN-Kurzzeichen für Harnstoff-Formaldehydharze (Urea-Formic-Aldehyde-Resins)
V	Volt, abgeleitete SI-Einheit für die elektrische Spannung, in diesem Buch z. B. in V/m, dem Maß für die elektrische Feldstärke
V	Chemisches Symbol für Vanadium
ZNS	Zentrales Nervensystem (s. Abschnitt «Zentrales und Peripheres Nervensystem» in Kapitel 1)

Veröffentlichungen des Autors

Akute Intoxikationen. Hausärztliche und klinische Therapie. Paperback, 241 Seiten.

Drogenhandbuch. Für Klinik und Praxis, Diagnostik – Therapie – Nachweis – Prophylaxe – Recht – Drogenprofile. Loseblattwerk in 2 Leinenordnern, über 1500 Seiten, hrsg. von Max Daunderer.

Giftpflanzen – Pflanzengifte (zusammen mit K. Kormann und L. Roth). Leinen-Hardcover, 1250 Seiten.

Giftliste (zusammen mit L. Roth). Loseblattwerk in 5 Arbeitsordnern, ca. 5000 Seiten.

Handbuch der Amalgamvergiftung. Diagnostik – Therapie – Recht. Loseblattwerk in 2 Leinenordnern, über 1200 Seiten.

Handbuch der Umweltgifte. Klinische Umwelttoxikologie für die Praxis. Loseblattwerk in 3 Leinenordnern, über 1900 Seiten.

Klinische Toxikologie. Giftinformation – Giftnachweis – Vergiftungstherapie. Loseblattwerk in 10 Leinenordnern, über 7900 Seiten.

Klinische Toxikologie in der Zahnheilkunde. Diagnostik und Therapie. Loseblattwerk im Leinenordner, über 600 Seiten.

Klinisch-toxikologische Stoffmonographien, hrsg. von Max Daunderer:

- *Amalgam-Patienteninformation.* Broschur, 50 Seiten.
- *Dioxine.* Broschur, 24 Seiten.
- *Formaldehyd.* Broschur, 24 Seiten.
- *Müllverbrennungsemissionen.* Broschur, 32 Seiten.

Kompendium der Klinischen Toxikologie, hrsg. von Max Daunderer:

- *Chronische Intoxikationen.* Diagnostik – Therapie – Prävention. Paperback, ca. 300 Seiten.
- *Farbatlas der Klinischen Toxikologie.* Paperback, 188 Seiten.
- *Gasvergiftungen.* Paperback, 432 Seiten.
- *Kampfstoffvergiftungen.* Paperback, 212 Seiten.
- *Klinische Toxikologie der Gegengifte.* Leinen-Hardcover, 600 Seiten.
- *Metallvergiftungen.* Paperback, 748 Seiten.
- *Naturstoffvergiftungen.* Paperback, 704 Seiten.
- *Notfalltoxikologie.* Sofortmaßnahmen im Vergiftungsfall. Paperback, ca. 450 Seiten.
- *Umweltgifte.* Paperback, 402 Seiten.
- *Vergiftungen.* Diagnostik und Therapie:
  - Ätz- und Reizmittelvergiftungen. Paperback, 1012 Seiten.
  - Chemikalienvergiftungen. 3 Bände, Paperback, zusammen 1472 Seiten.

Vergiftungen. Erste-Hilfe-Maßnahmen. Paperback, 250 Seiten.

Bis auf die Bände «Akute Intoxikationen» (Medizin Verlag München) und «Vergiftungen» (Springer-Verlag, Berlin-Heidelberg-New York) sind alle genannten Werke im ecomed Verlag, Landsberg, erschienen.

Register

Stoffe und Stoffgruppen, Krankheiten und Krankheitssymptome, gefährdete Organe und Körperteile, Produkte, Personen und Institutionen